让尿酸不再高，
让痛风远离你

郭晓蕙／王勇 著

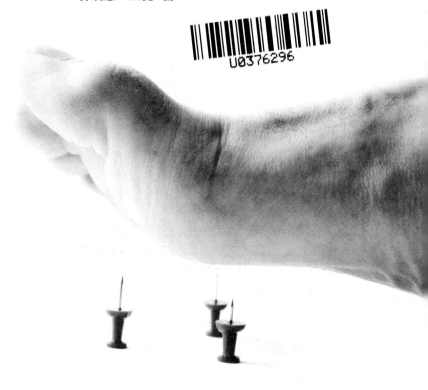

吉林科学技术出版社

图书在版编目（CIP）数据

让尿酸不再高，让痛风远离你 / 郭晓蕙，王勇著
. -- 长春 ：吉林科学技术出版社，2017.3
ISBN 978-7-5578-1838-8

Ⅰ．①让… Ⅱ．①郭… ②王… Ⅲ．①痛风－防治
Ⅳ．①R589.7

中国版本图书馆CIP数据核字(2017)第042402号

让尿酸不再高，让痛风远离你

RANG NIAOSUAN BUZAI GAO , RANG TONGFENG YUANLI NI

著　郭晓蕙　王　勇
出 版 人　李　梁
选题策划　汉时传媒
责任编辑　隋云平　张延明
文字统筹　欧阳夏荔
封面设计　王　婧
制　　版　长春创意广告图文制作有限责任公司
开　　本　710mm×1000mm　1/16
字　　数　200千字
印　　张　13.5
印　　数　7 001-10 000册
版　　次　2017年3月第1版
印　　次　2017年7月第2次印刷
出　　版　吉林科学技术出版社
发　　行　吉林科学技术出版社
地　　址　长春市人民大街4646号
邮　　编　130021
发行部电话/传真　0431-85635176　85651759　85635177
　　　　　　　　　　　　　 85651628　85652585
储运部电话　0431-86059116
编辑部电话　0431-85677819
网　　址　www.jlstp.net
印　　刷　吉林省创美堂印刷有限公司
书　　号　ISBN 978-7-5578-1838-8
定　　价　39.90元
如有印装质量问题可寄出版社调换
版权所有　翻印必究　举报电话：0431-85635186

目录
CONTENTS

第一章
痛风是一种什么病

第二章
你的尿酸为什么会偏高

第三章
痛风患者自我管理法1

第七章
痛风患者自我管理法5

第八章
15个痛风患者最关心的问题

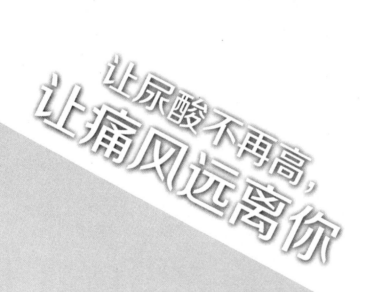

让尿酸不再高，
让痛风远离你

痛风是一种什么病

痛风是由单钠尿酸盐（MSU）沉积所致的晶体相关性关节病，与嘌呤代谢紊乱和（或）尿酸排泄减少所致的高尿酸血症直接相关，特指急性特征性关节炎和慢性痛风石疾病，主要包括急性发作性关节炎、痛风石形成、痛风石性慢性关节炎、尿酸盐肾病和尿酸性尿路结石，重者可出现关节残疾和肾功能不全。

有一种关节疼痛叫作痛风

我们科治疗的都是慢性病，很少有出急诊的机会，唯独痛风。每次遇上痛风性关节炎急性发作的患者，那状况，堪称惨烈。

那是很多年前了，我在急诊室值班，遇到一位患者，当时的情景我至今记忆犹新。一个五十多岁的男人，趴在儿子的背上，号叫着进入急诊室。刚见到我，还没等我说请坐，这位中年汉子马上就说："大夫，疼死我啦！快救救我！"那声音带了哭腔。我一检查，发现患者的左脚拇指肿得发亮，轻轻碰一下，他就疼得大喊大叫。化验结果显示，这位患者血中尿酸值极高；而X光片显示，拇指趾骨边缘有一块圆形的结石。很明显，这位患者是痛风性关节炎急性发作。

那时人民生活状况刚刚好起来，患痛风的人并不多，这么严重的急性发作我也是头一次见，所以印象特别深刻。后来，这位患者经过紧急的消炎、镇痛、降尿酸治疗，疼痛控制住了，尿酸值也慢慢降下来了。我又在门诊遇见过他一次，又说起上次急诊的事。这位患者和我细说了一下当天发作的情形。

"那天本来没什么事，晚上媳妇炒了几个好菜，我喝了二两酒，吃了点花生米，吃完也没感觉不舒服。吃完饭我看了两集电视剧，十点多就上床睡觉了。我这人沾枕头就着，一会儿工夫就睡熟了。谁知道，半夜三更的，脚指头就跟针扎一样疼啊！我一下子就给疼醒了。醒了之后，脚越来越疼，不光是脚指头，牵连着整个脚都疼。我把袜子脱了，发现脚指头肿那么老大，红红的肉皮绷得发亮。我本来不想惊动家里人，可疼得太厉害了，真受不了了，只好夜里去看急诊。这不，道都走不了了，还是我儿子背着我。"

这位患者语言天分极高，把发作过程形容得异常生动。后来，痛风患者我见得多了，发觉痛风典型的发作过程就是如此，疼得在医院哭爹喊娘，要求打吗啡的不在少数。当然，也不是人人都疼成这样，有的患者只是轻微疼痛，对日常生活没什么影响；还有的患者疼痛稍严重些，会影响走路；更严重的，也非常疼痛，但尚可忍耐的。

痛风患者往往会问我一个问题："大夫，怎么好好的就疼得这么厉害了？"要说这还真不是"好好的"就这样了，患者在感觉到疼痛之前，血尿酸增高往往已经有很长时间了。就像我们熟知的糖尿病，血糖刚开始增高时，不疼不痒，人根本感觉不到，但隐患已经在身体里埋下了，而血尿酸增高则更像一颗"不定时炸弹"，不爆炸则已，这一"炸"可是威力无穷啊。

● **医生提示**

从血尿酸增高到痛风性关节炎急性发作往往需要很长的时间，在发作之前，患者可能没有任何症状，但对身体的损害却已经持续存在，所以，应定期体检，了解自己的血尿酸水平，发现异常，及时就医。

痛风与高尿酸血症到底是什么关系

● 痛风的本质是高尿酸血症

与糖尿病一样，痛风是一种慢性代谢性疾病，是由血尿酸持续性升高引起的，会导致反复发作的痛风性急性关节炎、痛风性肾炎，甚至形成痛风石。如果仅是血尿酸增高，而没有损害关节或肾脏，则称为高尿酸血症。

尿酸是人体内的一种代谢产物，是从嘌呤转化而来的。在人体正常环境（体温37摄氏度，酸碱度pH值7.4）下，人的体液（血液、组织液等）中，理论上尿酸的饱和度为380微摩尔/升。也就是说，1升体液中最多只能容纳380微摩尔的尿酸，再多了，尿酸便会饱和析出。

而在实验室条件下，我们测得血中尿酸的正常范围男性为149～416微摩尔/升，女性为89～357微摩尔/升。当血中的尿酸含量超出各自性别的正常上限时，无论有没有关节或肾脏的损害，都称为高尿酸血症。

当高尿酸血症持续存在时，体液中的尿酸持续处于饱和状态，在某些诱因的刺激下，比如吃海鲜、喝啤酒、过度劳累、受寒等，体液中的尿酸会进入过饱和状态，从而析出尿酸盐结晶沉积在关节、肾脏等人体组织器官中，引起痛风性关节炎或痛风性肾病等疾病。

● 高尿酸血症与痛风VS高血糖与糖尿病

通过以上的介绍我们可以看出，痛风的本质是高尿酸血症，但高尿酸血症并不等同于痛风。痛风与高尿酸血症之间到底是什么关系呢？有些读者可能觉得有点费解。我们就拿大家比较熟悉的糖尿病做个类比，这样就好理解了。

我们知道，临床上诊断糖尿病是有化验标准的，即空腹血糖不低于7.0毫摩尔/升才能诊断为糖尿病。那是不是空腹血糖低于7.0毫摩尔/升就是正常的呢？当然不是，大家都知道，空腹血糖要低于6.1毫摩尔/升才算正常。那空腹血糖6.1~7.0毫摩尔/升的状态叫什么呢？叫空腹血糖过高。为什么血糖偏离正常值，不一下子就诊断为糖尿病呢？因为血糖水平不同对身体器官的危害不同，达不到一定的值，对身体的危害也就没那么大，还不能称为"疾病"状态，只能算作"疾病前期"状态。

类似的，痛风的确诊虽然没有明确的化验标准，但也有客观指标，那就是必须出现痛风石、关节炎、肾病、肾结石等器质性损害，这就相当于空腹血糖达到7.0毫摩尔/升以上才能诊断为糖尿病，是一种明确的"病态"。而没有症状的尿酸增高，只能称为高尿酸血症，这就相当于空腹血糖过高那个阶段，属于"疾病前期"状态，但还不能算"病"。

所以对于单纯高尿酸血症的患者来说，一方面不要过分紧张，有些人就是尿酸高，甚至一辈子尿酸高，但并没有发展为痛风，医学上称为"无症状高尿酸血症"；而另一方面，也千万不要掉以轻心，因为高尿酸血症患者可算是一只脚已经踏进痛风的门槛了，一不留神，整个人就都进去了。如果体检发现自己尿酸增高，即使没有任何症状，也应该及时就医，在医生指导下采取饮食控制等方法，把尿酸降下来，避免将来发展为痛风。

● 医生提示

高嘌呤饮食（如进食大量海鲜等）、大量饮酒、劳累、受寒是促使高尿酸血症转变为痛风的最常见诱因。

无症状高尿酸血症的人血液中尿酸的饱和度可能比常人略高，所以能够长期容忍高水平的尿酸而不析出尿酸盐结晶。但这是一种"岌岌可危"的状态，一旦大量进食高嘌呤饮食或者内源性嘌呤产生过多，血液中的尿酸激增，就会"突破"饱和点，发展成痛风。

尿酸，是一种什么酸

通过前面的介绍，我们都知道，尿酸是躲在痛风背后的"幕后黑手"，尿酸持续性升高，能够对关节、肾脏等诸多组织器官造成破坏。那尿酸到底是什么呢？是怎样一种酸呢？

● 遗传物质产生的"垃圾"

我们经常听说"代谢"这个词，也隐隐约约知道"代谢"是什么意思，大概就是一种物质转化为另一种物质，有用的物质转化为废物。我们也常听到糖代谢、蛋白质代谢、脂肪代谢，那尿酸是从什么物质代谢而来的呢？也是糖类（碳水化合物）、蛋白质或者脂肪吗？

其实，我们之所以时常听到糖代谢、蛋白质代谢、脂肪代谢这些名词，是因为糖类、蛋白质和脂肪是三大能源物质，它们的代谢能够为人体提供能量，与各种生命活动都息息相关，所以非常受到人们的重视。而一旦这三大物质的代谢出现障碍，就会引起我们熟知的糖尿病等一系列营养、代谢疾病。

而尿酸呢，它并不是由这"三巨头"代谢产生的，它是一种小小的、不提供能量的物质产生的代谢废物，这种物质叫嘌呤。嘌呤似乎没什么名气，但说起它的出身可了不得，它是核酸的组成成分，而核酸则承载了人的遗传密码。可以说，嘌呤可是"宫"（细胞核）里的"人"，而尿酸就是"宫"里的"垃圾"。

人体内有些细胞是"长生不老"的，从我们出生到死亡一直在工作，比如神经细胞，如果这类细胞死了，就没有新细胞能替代它们了。而更多的细胞是有一定寿命的，短的可能只有几个小时，长的则可能有几个月，这些细胞会在衰老、死亡后被身体分解，嘌呤就是从核酸中被分解出来的，而嘌呤经过肝脏的代谢，就变成了尿酸。

● 尿酸高，尿就是酸性的吗

说到尿酸，因为名称上带个"尿"字，所以总有些患者误认为血尿酸高，尿就应该是酸性的，并且血尿酸越高，尿的酸碱度就应该越低（pH值越低）。

有一位患者就曾经拿着尿常规化验单问我："大夫，您看我尿的pH值是7.0，一点也不酸啊，为什么会尿酸高呢？"我觉得很好笑，就问他："谁说尿酸高尿就得是酸性的？"那位患者很严肃，说："大夫，你看，糖尿病不就是因为尿里有糖才发现的吗？那尿酸高，尿液当然是酸性的呀！"

我一听，这位患者还真是动过脑筋，只不过想得有点偏，就向他解释："尿液中有很多成分，它的pH值并不是由尿酸决定的，而与硫酸盐、磷酸盐等成分的关系更为密切。而且尿酸和血糖不一样，血糖高到一定程度就会出现尿糖，所以以前验血不方便时，我们验尿，也能从侧面反映血糖水平，但尿液中的尿酸含量与血液中的含量没有对应关系，所以你看我们什么时候都是通过验血来看尿酸高不高的，尿常规里有尿糖，可没有尿酸这一项。"

听我这么一解释，这位患者就明白了，相信各位读者也更清楚了。其实医治痛风患者，我们还得想方设法把尿液弄成碱性的呢。因为尿酸在酸性尿液中的溶解度很低，而pH值增加1，尿酸在尿中的溶解度可能就翻了几番，所以为了促进尿酸的排出，我们会想办法碱化尿液，提高尿液的pH值，使尿酸的溶解度增加。这时候要是验尿，尿中的尿酸水平会比尿液是酸性时高得多，这能说明病情严重了吗？不能！明明是病情好转了，血里的尿酸都跑到尿里去了。

尿酸从哪来，到哪去

● 体内自产与饮食摄入——尿酸的来源

前面说了，尿酸是嘌呤代谢的产物，人体内各种细胞衰老、死亡后会分解出嘌呤，而嘌呤经过肝脏的处理就会变成尿酸。这是尿酸最主要的来源，也是我们主观上基本不能控制的来源，就像人的生老病死是自然规律不可阻挡一样，人体内细胞的生老病死同样是自然规律，同样不是人力所能控制的。

当然，也有一些尿酸的来源是与我们的主观活动关系比较密切的，也是我们比较容易控制的。

首先，是我们都比较熟悉，也很关心的饮食。我们人体有细胞核，动物、植物同样有细胞核，动物、植物的细胞核内同样有核酸，核酸的组成成分同样有嘌呤，嘌呤代谢同样产生尿酸。也就是说，我们吃进去的食物中含有嘌呤，在人体内会进行代谢，会产生尿酸。那什么样的食物中嘌呤含量高呢？核酸多的食物，也就是细胞核多的食物，比如海鲜、肉类、豆类等。

我曾说过古时候只有帝王将相会得痛风，因为只有帝王将相常吃大鱼大肉，而现在人们的生活水平提高了，肉吃得越来越多，痛风（高尿酸血症）的发病率也越来越高，这说明，痛风与饮食是有一定关系的。进食大量高嘌呤饮食，的确会引起血尿酸升高。

另外，尿酸还有一个来源，我们可能不太了解，我在这里要给大家说一下。通过前面的介绍，我们已经知道，尿酸是嘌呤代谢的产物。那除了核酸中含有嘌呤外，还有什么物质含有嘌呤呢？三磷腺苷（ATP）。学过中学生物的朋友都知道，三磷腺苷是能够直接被人体利用的能源，人类的一切生命活动都离不开它。三磷腺苷中也含有一种嘌呤——腺嘌呤。人体在进行剧烈活动时，三磷腺苷会分解产生能量，与此同时，也会产生腺嘌呤。这些腺嘌呤同样会被肝脏代谢，成为尿酸。这也就是为什么痛风的诱因经常是受寒、过度劳累，因为这些情况都会使三磷腺苷分解，产生大量腺嘌呤，从而使血尿酸升高。

● 肾脏与肠道排泄——尿酸的去路

有来源就有去路，体内的尿酸都是通过什么途径离开人体的呢？尿酸的排泄，主要涉及两大器官，分别是肾与肠。

尿酸大部分经过肾脏排泄，而持续的高尿酸血症令肾脏总是接收超量的尿酸，就难免会处理不掉，多余的尿酸就容易在肾脏沉积，引起肾脏的损害。同样，如果肾脏本身出现了问题，也会引起尿酸排泄障碍，进而引起血尿酸升高。

通过肾脏排泄的尿酸约占2/3，另外1/3是通过肠道排出的。在肠道内，尿酸，尤其是饮食来源的尿酸，一部分被肠道细菌分解掉了，另一部分随粪便排出了。所以，在正常饮食的情况下，嘌呤摄入不多，那么肠道内的尿酸还没来得及进入血液，很快就会被细菌所分解，对血尿酸的影响是不太大的。

● 尿酸的生成与排泄是动态平衡的

对于正常人来说，体内尿酸的生成和排泄是相当的，是一个动态平衡的过程。一个健康的成年人，每天体内尿酸的产生量大约为750毫克，而排泄量大约为500~1000毫克，大致相当。正常人体内的尿酸含量大约是1200毫克，无论来源和去路哪一方面出了问题，动态平衡被打破，都势必会引起高尿酸血症，乃至痛风。

● 医生提示

我们一起来总结一下尿酸的来源与去路，可作为我们控制血尿酸水平的理论指导。

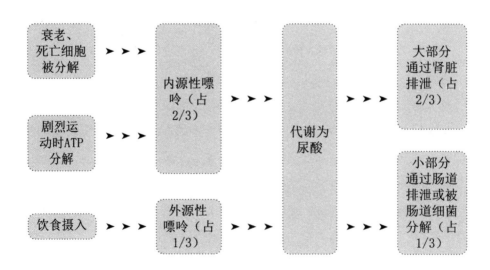

尿酸——身体里的捣蛋鬼

● 尿酸——人体公司中的"闲人"

如果把人体比作一个公司，那血糖和血脂可算是公司中勤勤恳恳的好员工，尿酸则是经常惹是生非的"闲人"。听我这么比喻，很多人不同意，说血糖和血脂怎么能算是好员工呢？那糖尿病、高脂血症不就是它们闹的？要这么说，可就有点冤枉血糖和血脂了，这糖尿病和高脂血症还真不是它们的错，而是公司管理层的问题。本来，"雇用"合理数量的血糖和血脂，公司就可以运行良好了，非得增员扩招，"雇用"了超量的"人才"。结果，多余的血糖和血脂"游手好闲"，就开始惹祸了。

我说了这么多，似乎扯得有点远了，不过是为了让大家有个形象的认识。同是代谢病，痛风和高尿酸血症与糖尿病和高脂血症不一样。引起痛风的罪魁祸首——尿酸，它并没有什么生理作用，不像血糖和血脂，是为人体立下汗马功劳的。尿酸是个彻头彻尾的"闲人"，数量少的时候，还算"安分""不惹事"，数量一多，就开始成群结伙，到处捣乱。

● 关节和肾——最"恨"尿酸的两个"部门"

前面说到尿酸一多，就成群结伙地到处捣乱，经常被它们祸害的"部门"是哪个呢？相信大家都知道，是关节。因为很多人了解痛风、认识痛风，都是从痛风性关节炎开始的。发作起来的那个惨状啊，凡是亲身经历过、亲眼见过的，无不记忆深刻。

但要说起尿酸是怎么祸害关节的，大家可能还不十分清楚，我在这里简单介绍一下。尿酸平时溶解在血中，随着血液循环四处游荡，当走到关节的时候，就会有一些尿酸觉得这地方不错，挺平坦的，"我"就躺这儿"睡会儿"吧，不走了。如果血尿酸不高，血液不会允许尿酸留下，它会把尿酸拉起来带走；但如果血尿酸超出正常范围，血液拉起这个，落下那个，就不能把所有的尿酸都带走了，有一部分尿酸就会留在关节表面，也就是医学上说的尿酸盐沉积。

当尿酸在睡觉时，公司里巡逻的保安（白细胞）不干了，说这不是你该待的地方啊，你赶紧走。可尿酸闲散惯了，它不服管教，不走。这一下可捅娄子了，白细胞脾气暴啊，使用各种武器（白细胞分泌的各种酶）对尿酸一通揍。尿酸疼不疼我不知道，关节是真疼啊。刀剑无眼啊，白细胞分泌的各种酶可不光损伤尿酸，也损伤了关节组织，于是关节无辜受牵连，疼了个死去活来。所以每次人体公司开大会，关节准向领导告尿酸的状，全公司都知道关节最恨尿酸。

其实人体公司里还有一个部门，也恨尿酸，甚至比关节还要恨，那就是肾脏。但是肾脏性格隐忍，有伤有病轻易不说，尿酸胡作非为，它就默默地忍受着，很少听到它说尿酸的不是。但这个"哑巴"部门一旦说出"受不了"，事情往往已经到了不可收拾的地步。

在人体公司里，肾脏是管理"出口"的，它负责疏导血液送来的尿酸，让它们都顺顺当当走出公司。可尿酸并不想那么轻易就离开人体，血尿酸不高时，肾脏还可以应付，把它们一个个送走；这血尿酸一高，肾脏就顾不过来了，一部分尿酸就趴在大门上不肯离开。

天长日久，肾脏上堆满了尿酸盐结晶，肾脏本身的结构慢慢地遭到了破坏，干活越来越吃力了。但肾脏是"老黄牛"，只要有一口气在，就默默干活，白天干不完，晚上加班加点也要把工作做好。可尿酸盐结晶还在日复一日地破坏着肾脏，终于有一天，"老黄牛"也受不了了，跟公司请假了。我们发现尿少了，去医院一查，已经到了肾衰竭、甚至尿毒症的阶段。

● **医生提示**

高尿酸血症对身体的危害，有感觉得到的（痛风性关节炎），也有感觉不到的（痛风性肾病）。病情的严重程度不能凭主观感觉来判断，应定期了解血尿酸水平，一旦发现血尿酸升高，应采取必要的措施进行控制。不能因为不疼不痒就置之不理，以免造成对肾脏的损害而追悔莫及。

痛风性关节炎可不只是疼那么简单

● 痛风性关节炎，生命中不能承受之痛

　　说起痛风的危害，大多数人首先想到的是关节炎，而说起痛风性关节炎，大家印象最深的就是那刻骨铭心的疼痛。

　　我前面描述过那位患者痛风发作的情形，相信大家还有印象，即便没有亲临现场，也能感受到当时患者痛不欲生的心情。如果您对我的这番描述还是没有直观的印象，那就想象一下电视里妇女生孩子的场面吧，绝对和它有一拼。

　　痛风性关节炎发作时，患者的关节之所以会这么疼，主要是尿酸盐结晶沉积引起的。前面介绍了，痛风患者血中的尿酸水平过高，超过了它的饱和度。学过中学化学的朋友都知道，一旦溶液处于过饱和状态，就要析出溶质，于是尿酸盐结晶就析出，沉积下来。

　　当然，尿酸盐沉积也要"挑地方"，血流量大、流速快的地方是沉积不下来的。这个道理很简单，大江大河的主干道，滚滚江水携带着泥沙

奔流向前，沉积在河道上的机会很小。而小河沟就不同了，水流很小，又缓和，泥沙很容易就"存住了"。人体内的"小河沟"在哪儿呢？末梢循环。最末梢的是什么地方呢？当属手脚了。其中，脚又是循环最不好的地方，血流最缓慢，所以最容易让尿酸盐结晶沉积。我们在临床上会看到，痛风性关节炎急性发作的患者，一半以上都是大脚趾疼，其他的部位，还有脚底、脚踝、脚跟、膝盖、手腕、手指和肘部，基本离不开手脚的范围。

平时，这些尿酸盐结晶趴在关节面上"睡大觉"，倒也没什么事。但有时候，人体的内环境会有些波动，也就是有点"乱"，那尿酸这种不安分分子也会趁机出来惹事。这时，白细胞也会加强"巡视"，类似于"严打行动"，遇到滋事分子——尿酸，白细胞可不客气，一通收拾。在医学上这叫"引发了免疫反应"，关节也就发炎了。这里说明一下，痛风性关节炎虽然带个"炎"字，但并不是由细菌引起的，而是体内的免疫因素导致的。

● 比疼痛更可怕的是对骨骼的损毁

痛风性关节炎经过治疗，或者部分患者不经治疗，等待免疫反应消失，机体内环境趋于平稳，尿酸盐结晶又回去"老实趴着"了，那红肿热痛的症状会逐步缓解，慢慢消失。这时，痛风性关节炎进入了两次发作的间歇期。

虽然急性发作期的症状反应之剧烈，给人以"急风暴雨"的感觉，但间歇期可能没有任何症状，患者就像正常人一样，从外表上看不出关节有什么异样，走路也完全不受影响。如果不问，你根本看不出这个人曾经经历过那么"锥心"的疼痛。

正因为这样，有些患者就认为自己"好了""没事了"，又把医生的话抛在脑后了，海鲜又吃起来了，啤酒又喝起来了。我经常听见患者和我说："大夫，你老说让我管着嘴，我就觉得你们大夫都太夸张，你看我，肉照吃，没事儿，最近酒又喝起来了，也没事儿，我觉得我就是好了，不会再犯了。"

对于痛风性关节炎的间歇期，每个人长短不一，的确有些人可能长达数年没有发作，给患者一种痊愈了的错觉。但如果不注意改变饮食等生活习惯，不把血尿酸控制在正常范围内，再次发作是早晚的事。而且，以后发作的频率会越来越高，每次发作的时间也会越来越长。痛风性关节炎第一次发作的时候，往往只有一个关节疼痛，如果不及时控制，关节炎反复发作，那每次就会有几个关节同时疼痛。想想吧，那罪受的。

如果说长期发展也只是好几个关节一起"疼"，那还不是最可怕的，尽管"受罪"，但对人体健康还没有什么实质性的影响。更为可怕，也是医生最担心的，是在痛风性关节炎反复发作过程中，关节形态、结构的改变。

患者的关节由于反复发炎，尿酸盐结晶被纤维组织包裹，会形成一些肉芽肿，叫痛风结节，小的像芝麻，大的像鸡蛋。这些痛风结节会慢慢把关节的骨骼"吃掉"，导致关节畸形，活动受限。有的时候，这些痛风结节越来越大，会把皮肤撑得很薄，非常容易破损。一旦皮肤破损，里面的尿酸盐结晶就会流出来，这种伤口非常不容易愈合，可能常年存在。

● 医生提示

痛风性关节炎间歇期虽然没有症状，但尿酸盐结晶对关节的损害很可能还持续存在。所以，一定要听医生的话，调整好饮食与生活方式，把尿酸控制好，避免痛风性关节炎再次发作。

痛风结节——"病入膏肓"的标志

● **痛风结节的出现，意味着疾病进入了"中晚期"**

尿酸盐结晶沉积在关节上，会形成一个结节，称为"痛风结节"，这个结节钙化后就像结石一样，又叫"痛风石"。这种痛风结节不仅可以出现在关节上，其他内脏器官上也可能存在。这标志着，尿酸已经大举进攻内脏，痛风病情已经进入"中晚期"了。

一个人从血尿酸升高开始，到最后关节、肾脏等器官遭到尿酸破坏，一般要经历四个阶段。

第一个阶段，是高尿酸血症阶段。体检化验血尿酸升高，却没有出现任何临床症状。

第二个阶段，是痛风早期阶段。从痛风性关节炎第一次急性发作开始，标志着患者正式进入痛风阶段，如果疾病不加控制，随后还会出现数次急性发作与缓解相交替。

第三个阶段，是痛风中期阶段。这个阶段的标志，就是痛风结节的形成。到了痛风中期，受累的关节已经从一个关节发展为多个关节，每次发作，可能手、脚、膝、肘全都疼痛难忍。而且，由于痛风结节的存在，关节骨质慢慢遭到侵蚀，出现了不同程度的僵硬、变形和功能障碍。

第四个阶段，是痛风晚期阶段。这时患者身上已经形成了多处痛风结节，而关节的畸形已经是永久性的，不可逆转。肾脏上出现了尿酸性肾结石，肾功能也逐步下降，患者会出现少尿、蛋白尿、水肿、高血压等一系列症状、体征。如不加以控制，最终会发展为终末期肾病，也就是尿毒症而危及生命。

所以说，当通过影像学检查发现痛风结节的时候，对痛风患者来说，这是一个"红色预警"，标志着疾病已经朝着最坏的方向发展了，如果再不加以控制，后果不堪设想。

● 痛风结节最爱"出没"的地方

一般来说，当血尿酸浓度持续高于535微摩尔/升时，一半以上的患者会出现痛风结节，它们都在什么地方"出没"呢？

痛风结节的常规出没地点是关节和关节周围组织，比如软骨、滑膜、骨骼、肌腱、韧带、关节囊等。出现频率以脚趾最高，其次为手指、手掌、脚掌和手腕，再次是膝盖和肘。至于躯干部位，痛风结节很少出现。另外，痛风结节还有个"小别墅"，它们经常跑去"度假"，那就是耳郭，很多患者首先发现痛风结节的部位，就是耳郭。

除了关节，痛风结节也"祸害"内脏。最倒霉的是泌尿系统，肾、输尿管和膀胱都是痛风结节常去的地方。还有胆囊，也时常能见到尿酸结节的踪迹。实际上，除了大脑守卫森严，尿酸进不去，人体的各个组织和器官都有可能出现痛风结节，只是不太常见。

● 痛风结节的"破坏力"

痛风结节虽然只是个"小球"，但破坏力可不小。前面说了，痛风结节会把关节"吃掉"，造成关节畸形，活动受限。

有些痛风结节还十分影响形象，比如耳郭上的痛风结节往往让患者特别苦恼，就像长了一个大瘤子一样，非常难看。

还有的痛风结节越长越大，最终会把皮肤"撑破"，流出牙膏一样的尿酸盐结晶来。这些破损部位皮肤的自行修复能力非常差，伤口往往长时间不能愈合。而经久不愈的伤口又给了细菌可乘之机，经常会形成反复发作的慢性化脓性感染灶。

由此可见，这些小结节简直就是身体里的"炸弹"，时不时就会惹出一些事端来。对于痛风患者来说，还是要积极控制好自己的血尿酸水平，避免痛风结节的形成，别给自己的身体惹麻烦。

● 医生提示

发现痛风结节，要高度重视，但也不必悲观失望。在痛风结节刚刚形成，尚未纤维化和钙化时，通过积极治疗，降低血尿酸水平，痛风结节是可以溶解消散的；即使已经钙化，也可以通过手术去除，消除对脏器的影响。

痛风肾——痛风的"致命一击"

我们常说慢性病的危害不在一时，而在长远。高血压、糖尿病如此，痛风也不例外。长期高尿酸血症，痛风反复发作，最终是会危及生命的。尽管痛风在关节无恶不作，闹得天翻地覆，但最后使出的"撒手锏"，却是对肾脏的破坏。当肾功能走向衰竭的时候，人体也走向衰竭了。

● 肆意破坏的尿酸

虽然痛风留给人们的印象多是剧烈的关节痛，但如果给长期痛风的患者进行肾脏病理检查就会发现，几乎每一位患者都有痛风性肾脏损害，只是严重程度不同。尿酸对肾脏的破坏大致分为三个层次。

第一个层次，迫使肾超负荷工作。尿酸属于代谢废物，要通过肾脏随尿液排出体外。血尿酸的浓度越高，肾脏的工作量也就越大，血尿酸超过正常范围，肾脏的工作也就超过正常负荷，需要加班加点工作。如果只是偶尔加加班，对肾脏的影响还不大，但如果血尿酸长期超标，肾脏需要长年累月加班，你想想，它受得了吗！

第二个层次，形成肾结石等尿路结石。尿酸盐结晶沉积在泌尿系统中，会导致尿路结石，包括肾结石、膀胱结石和输尿管结石。说起肾结石，这又是一个能让人痛不欲生的疾病，发作起来，大小伙子也要满地打滚呀。而且，尿路结石的危害还不在于疼痛，而是堵塞尿路，可能会引起肾积水、肾盂肾炎等病症，最终影响肾功能，严重的还会导致肾衰竭。

在痛风患者中，大约1/5会发生尿路结石，千万不要以为这些结石是到了痛风晚期才会出现的，有一部分患者甚至在痛风性关节炎发作之前，就已经有痛风性尿路结石存在了。我有一位患者就是从泌尿外科转来的，他是因为肾结石去看病的，一化验才发现血尿酸极高，又来找我看病了。

第三个层次，破坏肾脏结构。尿酸盐结晶沉积在肾脏上，破坏肾脏的间质结构，使肾小管变形、萎缩、硬化，进而影响肾小球，使整个肾脏的功能逐步下降。有一些患者，患痛风很多年了，血尿酸控制得一直不好，慢慢就会发现自己晚上起夜的次数增多了，一般人也没当回事，甚至有些患者觉得是自己老了的缘故。其实，这就是肾小管功能受损的表现，不能很好地浓缩尿液，上厕所的次数就多了，白天还不理会，晚上就明显了。此时如果置之不理，再发展下去，慢慢就会发现尿里的泡沫多了，腿也有点肿，这就说明尿中有蛋白质了，肾小球的功能也不行了。这时候化验，很可能已经出现了肾衰竭。

● **默默忍受的肾脏**

在尿酸的破坏下，肾脏的状况可谓"每况愈下"。刚才说了，几乎每位长期痛风的患者都有不同程度的肾脏病理改变，但在疾病发展漫长的过程中，真正出现蛋白尿等临床体征的患者却只有1/3左右，出现少尿等临床症状的就更少了。这是为什么呢？因为肾脏是体内最默默奉献的脏器，逆来顺受，很少反抗。

　　肾脏每天要过滤180升的血浆，把有用的氨基酸、电解质和水分留下，重新送回血液中，而把没用的毒素、代谢废物和多余的水分排出，工作非常繁重。偏偏尿酸还来搞破坏，肾脏做起来就更吃力了。但以肾脏的个性，它是不会叫苦叫累的，仍然拼命把工作完成好。痛风患者呢，自然也不会感觉到任何不适，自以为身体状况还很好。

　　我有一位患者，有一天满面愁容地来找我，我一看他的化验单，肌酐和尿素氮的值都比较高，说明他已经有中度肾功能不全了。我对他说："你应该去看肾内科呀。"他说："看过了，那边让我再找您看看，大夫，我痛风十几年了，没怎么犯过，平时也没什么感觉，怎么好好的，就这么厉害了？"

　　这位患者的疑问也是很多患者的疑问，但事实就是如此，肾脏不到坚持不住是不会吭声的，所以很多患者出现肾功能不全都不自知，而真正出现症状时，往往已经离尿毒症不远了。

　　所以，在这里我要奉劝痛风患者一句，一定要控制好血尿酸水平，并且多关心自己的肾脏，定期体检，千万不要因为"没感觉"就掉以轻心。

● **医生提示**

　　肾脏病变往往自觉症状很少，所以痛风患者要定期进行体检，以便及时发现异常。

痛风的"狐朋狗友"

说起尿酸在人体内四处游荡，一会儿折腾折腾关节，一会儿祸害祸害肾脏，但它不是独自捣乱，它还有一些狼狈为奸的"狐朋狗友"。说起尿酸的这些"狐朋狗友"，都是大家的"老熟人"——糖尿病、高血压、高脂血症、肥胖症。与痛风一样，都是生活方式病，全是代谢问题。下面，我们就一起来了解一下痛风是怎么与它的"狐朋狗友"一起"联手作恶"的。

● 痛风患者更易发生糖尿病

据统计，痛风患者发生糖尿病的概率比一般人群高出2~3倍，也就是说，患了痛风的人，更容易发生糖尿病。糖尿病大家都很熟悉，比痛风名气大得多。糖尿病的危害不用我说大家也都了解。由于胰岛素绝对或相对不足，血糖水平长期持续性增高，身体各组织器官常年泡在"糖水"里，都给"泡坏了"。

最容易被"糖水"侵蚀，出现病变的，是血管比较细小脆弱的部位，比如视网膜、肾脏，而痛风最常祸害的地方也是肾脏。受到双重打击，肾脏功能会受到很大影响，发生肾衰竭的速度就会快很多。

我有一位朋友，痛风很多年了，一直很乐呵，没拿自己的病当回事，有我这么个当医生的朋友，也从没问过我该注意点什么、怎么调理。有时候我看见他，还说两句，别老去外面胡吃海塞的，有空运动运动。他呢，全当耳旁风，从来没往心里去。时间长了，我也就不理他了。

突然有一天，这位朋友找我来了，开头就说："哎哟，你说我以后怎么办呢？"我就问他："你这是怎么了？""我得糖尿病了！"这位朋友一脸凄惨，"你说我将来可怎么吃饭啊！"原来只是痛风，他不重视，现在加上一个糖尿病，他着急了。

这回他为什么着急啊？因为糖尿病和痛风都需要控制饮食，可低嘌呤食物呢，很多升糖指数特别高，糖尿病患者不适宜吃。可怜之人必有可恨之处。现在，痛风合并糖尿病，医生肯定是给他的健康亮了"黄牌警告"了，自己也知道自己这病不好控制了，可早干吗来着，我早劝他运动运动、好好吃饭时怎么不听我的。

当然，作为朋友，我除了"骂"他一顿，还给他讲了很多饮食调理的原则，这在后面的章节中也会介绍。

● **一半的痛风患者会与高血压"作伴"**

说起痛风与高血压的共病率，就更高了，差不多有一半。高血压也是一种经常被忽视的疾病，不疼不痒，很多人血压很高了，还不好好吃降压药。高血压的危害也是在不声不响中慢慢进行的，它主要是破坏血管，增加血管壁的压力，加重动脉硬化。

除了心脑血管疾病与高血压有关以外，对于痛风患者来说，如果血压增高，要特别关注他的肾。肾脏也是高血压的靶器官之一，高血压会导致肾小血管硬化，形成高血压性肾病。这时候，再加上痛风性肾病，那肾可承受不住，很快就会累趴下。

所以对于一个痛风患者来说，改变生活方式是必须的，不要大鱼大肉，暴饮暴食，多进行运动，这不仅对控制尿酸有好处，还能降低血压，避免高血压的危害。

● 尿酸高的人往往血脂也高

据统计，40%～70%的痛风患者同时患有高脂血症。高脂血症是脂代谢紊乱引起的疾病，血管里充斥着身体用不掉的脂类物质，这些脂类物质就会附着在血管壁上，促进动脉粥样硬化。动脉粥样硬化越来越严重，血管管腔就会越来越小，一旦堵塞，就会导致所在组织、器官的坏死，比如我们熟知的心肌梗死、脑卒中等。

高脂血症对全身的血管都有破坏作用，自然也不会放过肾脏。对于痛风患者来说，已经被尿酸折腾得够呛的肾脏，再受到高血脂的攻击，绝对吃不消，很容易发生肾动脉硬化，进而出现肾衰竭。

所以对于痛风患者来说，在控制好血尿酸的同时，把血脂控制好也十分必要。

● "四大恶人"都喜欢胖子

很多时候，我喜欢把高血压、糖尿病、高脂血症和痛风（高尿酸血症）称为"四大恶人"，这四种疾病单独一种出来作恶已经很难对付，要是联手出击，真是令人头痛至极。要说被两大、三大，甚至四大"恶人"同时招惹的患者有什么特点，我想，那就是"胖"。

很多肥胖患者都患有代谢综合征，也就是糖代谢、脂代谢等一系列代谢都不正常。胖子的生活方式一般都很有问题，不节制饮食，很缺乏运动，这样的问题存在于大多数胖子身上，所以，高血压、糖尿病、高血脂和痛风同时出现在他们身上也就不奇怪了。

我的很多患者，无论是来看痛风的，还是看糖尿病的，都是肥胖症患者，我给他们开的处方，第一条总是减肥。

● 改变生活方式，让"四大恶人"无机可乘

说了这么多，大家可能会发现，痛风也好，糖尿病、高血压也罢，都与饮食不节、缺乏运动脱不开干系，都属于生活方式病。

现代人工作忙，压力大，饭也吃不好，觉也睡不好，还要抽烟、喝酒，代谢自然会出问题。我们虽然不能改变社会环境，但为了自己的身体健康，改变一下自己"小环境"还是可以的。吃饭尽量做到均衡饮食，少去外面吃，别犯懒，抽空运动运动，把烟酒戒掉，睡前别看手机，早点入睡。这一点一滴的生活方式上的改变，都是在对高血压、糖尿病、高脂血症和痛风说"不"！

如果能把自己的生活调理好，相信体重会减轻的，"四大恶人"也会远离的。

● 医生提示

肾脏是痛风与糖尿病、高血压、高脂血症共同的靶器官，平时一定要定期体检，关注肾脏健康。

对于肥胖的痛风患者来说，减肥不可操之过急，要在医生指导下，循序渐进，慢慢减重。否则，体内脂肪代谢太快，会妨碍尿酸的排泄，使体内尿酸水平急剧升高，引起痛风急性发作。

第二章

你的尿酸为什么会偏高

我们血液中的尿酸水平取决于"生产"和"清运"两股力量，如果两边的工作效率相当，那血尿酸就会维持在相对稳定的水平；如果"生产"的多于"清运"的，那血尿酸水平就会升高。

十岁孩子，得了痛风？

记得网上有个新闻，标题是《十岁小儿喊"脚疼"，一查居然是痛风》。说的是武汉有个上小学的孩子，总是说自己脚指头疼，断断续续三个月了，家长一直没当回事，以为是孩子长身体，是所谓的"生长痛"，过一段时间就好了。可没承想，孩子的脚趾疼痛并没有自行缓解，反而越来越厉害，父母只好带着孩子去看医生。

通过验血，医生发现孩子的血尿酸值超标，他的脚趾疼痛是由痛风性关节炎导致的。医生问起这个孩子的饮食习惯，得知他偏爱海鲜、猪肝等食物，而对蔬菜、水果不感兴趣。父母因为溺爱孩子，也从不限制他的饮食，爱吃什么就由着他吃什么，孩子就患上了痛风。要知道，痛风可是终身疾病，可怜孩子还那么小，就要一辈子与疾病为伴了。

我在临床中虽然没有遇到过年龄这么小的患者，但也时常能见到十几岁的年轻患者。这些青少年的高尿酸血症除少数是由疾病引起的以外，大多数都是长期饮食等生活习惯不健康所致。他们喜欢吃肉类、海鲜、动物内脏，还有些偷偷地饮酒。这些因素都促使他们体内的尿酸不断升高，当身体不能承受时，痛风就找上门来了。

　　我举这些小孩子的例子，就是想给大家提个醒，不要以为代谢病等慢性病都是中老年人的"专利"，年轻时恣意妄为、"找病"，可能还没等老了，病就真的找上门了。那么多年轻患者的例子，就是活生生的教训。

　　对于未成年痛风患者，并没有专门的治疗药物，只能将成人的药物减量给孩子们服用。这些药物对未成年人的生长发育可能会有一定影响，对未成年人的毒性很可能也高于成年人。所以每次我在临床上遇到小患者，一方面治疗上要十分小心，另一方面，真是为他们的将来担心。

　　当然了，虽然说了这么多未成年人得痛风的事，我在门诊遇到的痛风患者主要还是中老年人。有一句玩笑，说两个老头见面，以前问"吃了吗？"现在得问"高了吗？"什么高？血压、血脂、血糖，还得加一个，血尿酸。

　　20世纪70年代以前，痛风是罕见病，全国报告的病例加起来也就百十来个，而到了2004年，文献统计我国的痛风患病率已经超过1%，有些高发省份甚至会超过10%。如今10年过去了，痛风的发病率还在逐渐攀升，已经成为严重危害老百姓健康的常见病、多发病。

　　我记得20世纪90年代，要是谁得了痛风，家里人还得问问医生，痛风是什么病啊？怎么会得这种病啊？现在身边要是有人得了痛风，大家都见怪不怪了。尤其是那些经常在外吃饭、生活不规律、好喝两口的人，大家都会觉得"他不得痛风谁得痛风啊"。

　　虽然对于痛风，大家已经不再陌生了，但要说有多了解，我看也未必。别的不说，就家里亲朋好友的聚会，我听到大家对痛风的认识也就一知半解。所以，我想还是很有必要和大家好好说一说痛风，尤其是尿酸为什么会增高这件事，可能不像你想的那么简单。

● 医生提示

痛风的发病有年轻化的趋势，每个人都应该关心自己的健康，定期体检。

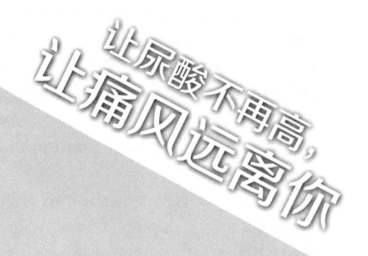

血尿酸浓度为什么会升高

● 血尿酸浓度取决于"垃圾"产生与清运的速度

我一直在说，尿酸是我们体内的一种代谢废物，相当于人体产生的"垃圾"。血液就好像是暂时储存垃圾的中转站，中转站中垃圾的多少，取决于每天送进去和运出去的量。

我们先来分析一下这些"垃圾"都是从哪来的。前面讲过了，尿酸是从嘌呤代谢而来的。而嘌呤有两种，一种是内源性嘌呤，一种是外源性嘌呤。

内源性嘌呤主要来自于衰老、死亡细胞中核酸的分解。再有就是剧烈运动时，三磷腺苷分解产生的腺嘌呤。这两类嘌呤约占我们体内嘌呤总量的2/3。当然，还有一种特殊情况，内源性嘌呤产量会大幅增加，那就是某些疾病状态引起的细胞大量死亡。比如，血液科经常请我们去会诊，就是因为白血病患者在大剂量化疗时，经常由于短期内有大量肿瘤细胞死亡，导致血中嘌呤含量急剧升高，从而出现继发性高尿酸血症，甚至痛风急性发作。这个时候，内源性嘌呤的比例就不止2/3了。

外源性嘌呤主要来自饮食。凡是有细胞核的食物中都有核酸，都能分解为嘌呤，然后再进一步代谢为尿酸。一般来说，外源性嘌呤占我们体内嘌呤总量的1/3左右。如果我们一次性大量进食海鲜、动物内脏、菌类、豆类等高嘌呤食物，这时候，外源性嘌呤所占的比例就不止1/3了，血液中的尿酸水平也会一下子飙升得很高。

无论是内源性嘌呤还是外源性嘌呤，都是通过肝脏的代谢产生尿酸，肝脏就像一个"垃圾制造厂"，把制造出的"垃圾"都倒在血液这个"垃圾中转站"中。

当然，血液不能无限制地储存尿酸，得把它们运走，"垃圾清运工"是谁呢？肾脏。血液都汇聚到肾脏，肾脏通过过滤，把尿酸都放进尿液中，随着排尿排出体外。每天，经肾脏处理排除的尿酸大约占2/3。

那还有1/3的尿酸怎么办呢？除了"主力清运工"——肾脏外，人体内还有"替补清运工"——肠道。肠道中有很多细菌，其中一些以尿酸"为食"，它们能够把尿酸"吃掉"，分解成无害的物质。还有一些没被细菌"吃掉"的尿酸，会随着粪便排出体外。

说了这么多，相信大家已经看出来了，我们血液中的尿酸水平取决于"生产"和"清运"两股力量，如果两边的工作效率相当，那血尿酸就会维持在相对稳定的水平；如果"生产"的多于"清运"的，那血尿酸水平就会升高；要想降低血尿酸水平，就要使"清运"的多于"生产"的。

● "节源开流"对付血尿酸升高

如果血尿酸已经升高了，或者不想让血尿酸升高，那该怎么办呢？我们常说"开源节流"，在这里正好相反，要"节源开流"。

我们可以想想小时候常做的数学题，就是有一个大池子，一边进水，一边放水，流速不一样，问池子里还剩多少水的问题。其实对于控制血尿酸来说，我们面临的是一样的问题。我们要想方设法让进水的龙头（嘌呤来源）水流小一些，而放水的龙头（尿酸排出）水流大一些，这样池子里面的水（血尿酸）才能少。

先说"节源"，嘌呤包括内源性嘌呤与外源性嘌呤。先看内源性嘌呤，疾病状态的特殊情况我们不考虑，就说正常情况下，体内每天有多少细胞衰老、死亡都是固定的，我们自身控制不了，你不能说，哎呀，血尿酸有点高了，细胞你先别死啊，再撑几天，等血尿酸降下来再分解。这不行，这你说了不算，是身体自己控制的。所以这部分基本没办法"节源"。还有三磷腺苷分解产生的腺嘌呤，这部分我们还是可以控制的，如果是痛风患者，应该尽量避免剧烈运动，从而避免尿酸一次性生成过多。

再看外源性嘌呤，这部分我们就比较好控制了。少吃动物内脏、海鲜等高嘌呤食物，对降低血尿酸还是很有意义的。另外，一定要戒酒，因为酒对促进尿酸升高起到了很大作用。

再说"开流"，前面讲了，尿酸主要通过尿液排出。尿酸在尿液中的溶解度随着尿液的pH值升高（变碱）而升高，也就是说，想办法碱化尿液，能使溶解在里面的尿酸更多，排出的也就更多。至于碱化尿液的方法，主要还是通过饮食来实现，最简单的，可以喝点苏打水。至于其他方法，后面的章节还会介绍。

做到了"节源开流"，我们就找到了对付血尿酸升高的"法门"，而具体的方法，后面的章节还会详细介绍。

● **医生提示**

我们一起来总结一下对付血尿酸升高，"节源开流"的过程。

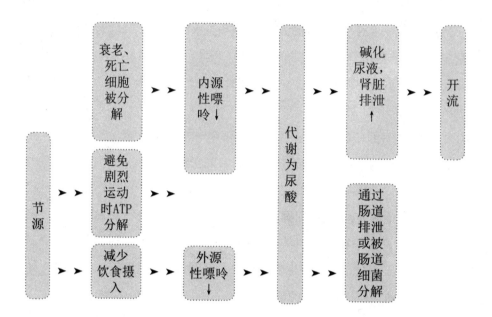

痛风，三分天注定，七分靠"打拼"

前面我讲了血尿酸升高的原理，但更多患者关心的是血尿酸为什么会升高。这就要具体情况具体分析了。但总结起来，可以套用一句俗语：三分天注定，七分靠"打拼"。这句话是什么意思？听我慢慢给您解释。

我们说痛风与糖尿病、高血压一样，属于有遗传倾向的疾病。人一出生，就携带了从父母那里继承来的基因，这些基因，就决定了这个人是不是容易被痛风"盯上"。这就是为什么同样的饮食，有的人血尿酸就高，有的人就没事的原因。那些血尿酸容易增高的人，就是带着容易患痛风基因的人，医学上叫作"遗传易感性"，老百姓讲话，这叫"命"。这种人得痛风，是"命该如此"。

那是不是说，如果我有痛风的易感基因，就一定会得痛风呢？当然不是，这个基因只是让你比一般人更容易患痛风，并不是一定会患上痛风。得不得病，还是要取决于你的生活习惯，也就是我说的"打拼"。好好过日子，痛风就不会轻易上门，如果"作"，那就别怪痛风看上你了。

下面我就详细说说，什么人容易被痛风"盯上"。

● 痛风总盯着胡吃海喝的人

我们国家现在痛风的发病率越来越高，但各个省份之间，各省份不同地区之间，发病率是不同的，甚至还有很大差别。要问哪个地区的人痛风发病率最高，相信不用我说您也知道，是青岛。

要说青岛人这痛风是吃出来的，相信大家都没有异议。海鲜加啤酒，真是"绝配"，它们对痛风发作的影响可以用一个词来形容——火上浇油。含有大量嘌呤的海鲜就像一把火，啤酒则浇上了油，这熊熊烈火在人体里一烧，关节可受不了了。

要说这海鲜，高蛋白、低脂肪，其实是很有营养的食物，适量进食，对人体是有好处的。你要按照膳食指南要求的，每周半斤鱼虾类食物，那没事，前面说了，正常进食的嘌呤所产生的尿酸，很快就会被胃肠道内细菌所分解，对血尿酸的影响不大。但要非得拿海鲜当饭吃，还就着啤酒，那就别怪痛风盯上你了。

另外，不加节制，大量进食肉类、动物内脏等高嘌呤食物的人也都在痛风的"黑名单"上，说不定哪天，痛风就来"敲门"了。

● 痛风偏爱"工作狂"

说痛风是"富贵病"，我还真是十分认同，在我的患者中，高收入人群占了很大比例。这些人有的是老板，有的是单位的骨干，总之都是大忙人。这些人上班像打仗，下班也不安生，加班、应酬，都是十足的"工作狂"。

我有一位患者，公司CEO，每天工作12个小时以上，应酬无数，加班到深夜更是家常便饭。虽然他找我看病还算"勤快"，我跟他说什么他也是认真听着，但他的血尿酸却一直控制得不太理想。

其实他这种状况也在我的意料之中，以他的工作状态，经常在外面吃饭，大鱼大肉、抽烟喝酒肯定是少不了，饮食控制自然很难做好。还有一点更为重要，他每天的压力太大，神经总是处于高度紧张状态，在医学上称为"应激状态"。人处于"应激状态"，能量消耗就相当于剧烈运动，体内的三磷腺苷就会过度分解，产生腺嘌呤。这位患者天天如此，每天都会产生超量的尿酸，而且由于精神压力太大，内环境紊乱，尿酸的排出也会受影响，进的多出的少，血尿酸能不高吗？痛风能不犯吗？

现在越来越多的年轻人患上痛风，除了与饮食不节有关外，最大的原因就是工作太忙，压力太大，休息和睡眠不足，身体长期处于亚健康状态，导致各器官机能紊乱。产生的尿酸太多，排出的功能却受损，痛风自然会找上门。

● 痛风喜欢"急脾气"

大家可能都听说过易患心血管病的"A型性格"，这类性格的人行为处事具有以下特点：

①运动、走路和吃饭的节奏很快；

②对很多事情的进展速度感到不满意；

③总是试图做两件以上的事情；

④无法处理休闲时光；

⑤着迷于数字，他们的成功是以每件事情中自己获益多少来衡量的。

大家不妨对号入座，看看自己是不是这样的人。如果是，那很不幸，你不单属于心血管病的高危人群，也属于痛风的高危人群。

有调查研究发现，行事风风火火、急脾气的人患痛风等代谢病的概率比一般人群高。如果想要远离痛风，那就得让自己慢下来。当然，性格是天生的，不是说慢就能慢的，但脑子里得有这种意识：遇事等一等，慢一慢。长期坚持，身体会有意想不到的好处。

● 痛风爱和胖子"交朋友"

当今社会，以瘦为美，大家都希望自己瘦，谁也不愿意胖。除了"爱美之心"外，适度的瘦还是健康的标志，而肥胖则容易和疾病成为朋友。很多病都喜欢胖子，痛风也不例外。当一个人体内的脂肪含量过高时，他的代谢总是不太好的，无论是血糖、血脂，还是血尿酸，多半都不太正常。

我的很多患者都超重，甚至肥胖，他们的生活方式往往也不那么健康。贪吃高热量食物，缺乏运动，是胖子们的通病，而这些，恰恰是在给代谢病制造机会。痛风就专门盯着这些"好吃懒做"的人，找机会和他们"交朋友"。

痛风实在是个"坏朋友"，和它在一起久了，我们的健康就要被"掏空"了。所以，在这里奉劝广大胖友一句，赶紧减肥，和肥肉拜拜，跟痛风绝交。

● 医生提示

现代人的生活节奏太快了，很多疾病都是"赶"出来的，为了我们的身体健康，试试慢下来，享受"慢生活"。

有一些疾病和药物也会导致尿酸升高

痛风分为原发性痛风和继发性痛风两类，原发性痛风是由先天性嘌呤代谢障碍引起的，而继发性痛风是继发于某些疾病或由某些药物所致的。虽然我们平时说的都是原发性痛风，本书主要介绍的也是原发性痛风，但我们还是应该了解一下继发性痛风的知识，做到有个印象，在出现相关情况时，能想到继发性痛风的可能性，以便及时准确就医。

引起继发性痛风的原因说起来有三大类，第一类是由疾病引起的。比如有一种非常罕见的遗传性疾病，叫1型糖原积累病，患有这种疾病的人，因为某种酶的缺陷，会出现一系列代谢障碍的表现，其中一个很重要的特征，就是高尿酸血症。1型糖原积累病患者血中的尿酸水平是非常高的，曾有临床病例报道，在1型糖原积累病患者四肢关节中发现了数百个痛风结节和巨大的痛风石。当然，这种病非常罕见，我在这里就是介绍一下，大家了解一下就行了。

还有一类由疾病引起的继发性痛风，在临床上就常见得多了，那就是慢性肾病。我之前介绍过，如果体内血尿酸水平升高，尿酸结晶沉积在肾上，会影响肾功能，尤其是肾小管功能。反过来也是一样成立的，如果肾小管功能不全，向尿液中分泌尿酸减少，那留在血中的尿酸就会升高，造成痛风。所以，如果体检发现自己的尿酸增高，一定要再去查一查肾功能。一方面是看看高尿酸血症有没有对肾脏造成伤害；另一方面也了解一下，是不是因为自己患上了慢性肾病，才导致尿酸升高的。

继发性痛风的第二类病因是某些治疗对疾病的影响。我前面说过，血液科经常找我们会诊，就是因为白血病、多发性骨髓瘤、淋巴瘤这些恶性肿瘤放疗或化疗后，细胞大量死亡，嘌呤大量释放，而导致血尿酸急剧升高。

继发性痛风的最后一类病因是某些药物的作用。比如利尿剂，通过作用于肾小管而促进排尿，但同时会抑制尿酸的排泄，从而导致血尿酸升高。临床上需要应用利尿剂的情况还是很多的，最常见的，高血压患者日常服用的降压药很多就含有利尿剂的成分，比如很多老年患者都在服用的寿比山（吲达帕胺）。在这里要提醒高血压患者一下，如果服药后发现自己的血尿酸升高，要想到药物所致的可能性，及时向医生咨询是否需要调整剂量或者换药。而已知自己患有痛风的高血压患者，在医生开药时也别忘提醒他，自己患有痛风的情况。

除了利尿剂，还有一些药物也会妨碍尿酸代谢，比如心脑血管疾病患者常用的阿司匹林，痛风患者在服用这类药物时要小心，必要时应咨询医生。

● **医生提示**

当发现血尿酸增高，尤其是突然增高时，应想到患有由疾病或药物引起的继发性痛风的可能性，及时去医院做相关检查。

你离痛风到底有多远

虽然我一再说，我国痛风的发病率已经越来越高，很多人患上了痛风，而且也越来越年轻化，最小的，甚至年仅十岁，但很多人还是觉得痛风离自己很远，都是别人的事。实际上，痛风离我们每一个人都不远。尽管你可能觉得自己好好的，哪也不疼，哪也不痒，但这并不代表你体内的尿酸没在悄悄升高，它对身体的破坏没在悄悄进行。等到有一天，关节真的疼起来了，尿真的排不出来了，那时才对痛风重视起来就太晚了。

● 哪些人应该特别关注血尿酸水平

虽然我说痛风离我们每一个人都并不远，但它离有些人更近一些，都是些什么人呢？

①60岁以上的老年人；

②有痛风家族史的人；

③肥胖的人（体重指数大于28）；

④患有其他代谢病（糖尿病、高脂血症）的人；

⑤患有心脑血管疾病（高血压、冠心病、动脉粥样硬化、脑卒中）的人；

⑥喜欢吃海鲜、大鱼大肉，爱喝酒的人；

⑦曾患过关节炎的人；

⑧有过肾结石的人，尤其是肾结石反复发作和双侧肾结石患者；

以上人群，就是医学上所说的痛风高危人群，如果您符合以上的任何一条，就应该尽早去医院检查一下，了解自己的血尿酸水平。如果有异常，及时治疗，能够在病情很轻，还没有造成危害的时候就把它"扼杀在摇篮中"，不会引起严重后果。如果没有异常，那可以暂时放心，但还是应该每年复查一次，以便及时发现疾病的苗头。

● 痛风自我测试

如果您是个关心自身健康的人，看到这里，肯定特别想知道：自己患痛风的可能性到底有多大？痛风会不会已经找上门而自己还不知道呢？那我就带您一起做个小测试，请您在符合自己情况的选项前面打"√"。

- ☐ 1. 家族中有人患痛风。
- ☐ 2. 喜欢吃动物内脏、海鲜、肉类、浓肉汤、香菇、火锅等富含嘌呤的食物。
- ☐ 3. 喜欢高油高糖饮食，如肥肉、油炸食品、糖果等。
- ☐ 4. 嗜吃花生、核桃等坚果。
- ☐ 5. 三餐不定时、不定量。
- ☐ 6. 爱喝酒。
- ☐ 7. 经常暴饮暴食或应酬频繁。

☐ 8. 不爱喝水。

☐ 9. 精神压力大，情绪不稳定。

☐ 10. 经常加班，操劳过度。

☐ 11. 经常剧烈运动，常常大量出汗。

☐ 12. 肥胖。

☐ 13. 患有高血压、高脂血症、糖尿病。

☐ 14. 有肾脏疾病。

☐ 15. 长期服用消炎止痛药、利尿剂、抗结核药、平喘药、抗癌药
或经常接受静脉注射。

回答完这些问题，检查一下，如果打"√"的超过6项，那么您离痛风已经非常接近了，很有可能已经患上痛风而不自知，应该尽快就医，明确诊断；如果打"√"的有3~6项，那么您离痛风也不远了，应该去医院做个体检，明确自己的血尿酸水平以及身体状况；如果打"√"的少于3项，那么恭喜您，您离痛风还比较远，定期体检，保持对身体健康的关注就可以了。

怎样确定自己的血尿酸是否偏高

● 血尿酸测量

当我们怀疑自己血尿酸升高，甚至已经患上痛风时，应该做哪些检查来证实呢？首先，我们一定要进行血尿酸检查，这是诊断痛风的最基本检查。

当需要检测血中的尿酸水平时，医生通常会给我们开一个"血生化"检查的化验单，里面包括很多常见的血液指标，如血糖、血脂、转氨酶等，同时也包括尿酸。这些化验指标是由机器自动分析的，只需要抽取一管血液，几十个项目都能分析出来，非常方便。

需要注意的是，因为血尿酸水平受年龄、性别、饮食状况、运动量、使用药物等诸多影响，所以进行血尿酸检查，不能随随便便，要特别关注一下注意事项，以免检测结果不准确，不能反映真实病情。

①检查血尿酸（血生化检查）必须空腹采血，如果吃完饭检查，尤其是吃了嘌呤含量比较高的食物后检查，那尿酸值难免会偏高，医生就无从

判断是这一顿饭的影响还是一直不正常。采血时间必须是在上午10点以前，最好是在9点以前，这样比较准确。在检查前三天，保持正常饮食，不要大鱼大肉，不要饮酒，也不要刻意清淡饮食。检查前一天晚上20点以后就不要再进食了。检查当天早晨，不要进食、饮水。

②在进行血尿酸检查之前，不要进行剧烈运动，因为剧烈运动后，三磷腺苷分解，会产生腺嘌呤，使血尿酸水平升高。所以，我们在检查当天，应该暂停晨练，平静地到医院接受检查，检查之前，注意不要跑步、快速爬楼梯、拎重物等。

③在进行血尿酸检查之前，最好能停用影响尿酸排泄的药物5~7天，比如阿司匹林、含有利尿剂成分的降压药等。但是，停药不能自作主张，应咨询给您开药的医生，如果药物对控制某些疾病是必不可少的，那就要继续服用。等拿到检查结果时，与医生说明药物的服用情况就可以了。

注意了以上的事项，相信您得出的检查结果已经比较准确了，但还是会有其他影响因素，可能会使检查结果出现偏差。医学界不搞"一考定终身"，如果一次检查发现血尿酸偏高，那就还要在不同的日期再进行两次检查，如果三次结果都是升高，那就可以得出患有高尿酸血症的结论了。

● **痛风的诊断**

我在前面介绍了，高尿酸血症并不等于痛风，当化验结果显示血尿酸增高时，医生是凭什么判断患者是否达到痛风诊断标准的呢？

因为对于绝大多数患者来说，痛风性关节炎意味着患者从无症状高尿酸血症走向了痛风早期。所以，痛风性关节炎的确诊是诊断痛风最关键的一步。在1977年，美国风湿病学会制定了一套完整的痛风性关节炎诊断标准，至今仍应用于临床。

符合下列三种诊断标准中任意一种的患者可诊断为痛风性关节炎。

（1）关节液中有特异性尿酸盐结晶。

（2）用化学方法或偏光显微镜证实痛风结节中有尿酸盐结晶。

（3）下列临床表现中至少有6项符合。

①急性关节炎发作一次以上。

②关节炎引发的疼痛在一天内达到高峰。

③只有一个关节出现关节痛。

④关节发红。

⑤拇指关节疼痛、肿胀。

⑥单侧拇指关节疼痛发作。

⑦单侧踝关节疼痛发作。

⑧有疑似痛风结节。

⑨化验检查血尿酸升高。

⑩X线证实不对称关节肿胀。

⑪X线证实骨皮质下囊肿，没有骨质侵蚀。

⑫关节炎发作时关节液中没有感染的病原体。

在这三种诊断中，（1）操作起来比较麻烦，患者难以接受；（2）需要痛风结节形成，而早期痛风患者很可能尚未形成痛风结节；（3）最简便实用，也利于患者自测，我们也可以参考（3）来初步判断一下，自己能否被诊断为痛风性关节炎。

● 确诊痛风后还需要做哪些检查

当医生确诊病人患有痛风后，往往会开出一个 "很长"的化验单，让病人进行很多项检查。对于这些检查，很多患者不理解，甚至怀疑医生在 "骗钱"，故意让人检查这么多"没用的"项目。

如果您认真读过我前面介绍的内容，相信就不会有这种想法了。痛风是一种全身性疾病，危害绝不仅仅限于关节，许多内脏器官都会受到损害，尤其是肾脏，更是"重灾区"。所以一旦明确诊断为痛风，医生必须了解一下肾脏的情况，对其进行一系列检查。

一般来说，医生会开具以下检查化验单，来考察肾脏受损的情况：尿常规检查，了解尿液的酸碱度以及初步判断有没有肾脏损害（比如有没有尿蛋白）；血生化检查，重点考察肌酐、尿素氮，这是反映肾功能的指标，如果肌酐或尿素氮升高，则表示有肾功能不全的情况；泌尿系统超声检查，超声是一种无创检查，没有任何痛苦，可以很方便地了解患者的泌尿系统有没有痛风性结石形成。

除了重点关注肾脏外，医生还会比较关心患者是否患有其他代谢病，比如糖尿病、高脂血症等，因为这些疾病经常与痛风同时存在，而且对痛风的治疗有所影响。一般来说，医生会让患者进行血生化检查，关注血糖、血脂状况。如果空腹血糖异常，可能还会进一步测量餐后血糖等。

听了我这样解释，以后您再去医院看病，拿到一些"无关"的化验单，先别着急生气，而是应该给医生一个解释的机会。

● 尿尿酸测定，有助于判断痛风的类型

临床上对于高尿酸血症的诊断，主要依赖血尿酸检查，但有时，医生也会开具尿尿酸检查的化验单。因为受尿液酸碱度的影响很大，尿尿酸值并不能反映血尿酸水平，所以检查尿尿酸并不是为了判断疾病的严重程度，那检查这一项目有什么用意呢？

其实，通过尿尿酸水平，可以初步判断患者痛风的类型。判断出痛风的类型，有助于医生选择治疗痛风的药物，以及分辨泌尿系统结石的性质。

尿尿酸检查，是在患者低嘌呤饮食5天后，连续留取24小时尿液，测量其中的尿酸总量。正常范围是1.2～2.4毫摩尔（200～400毫克）。如果患者尿尿酸总量大于3.6毫摩尔（600毫克），那该患者很可能属于"生产过剩型"痛风，也就是体内尿酸产生过多导致的痛风。在我国，这种类型的患者很少。如果患者尿尿酸总量小于3.6毫摩尔（600毫克），那该患者很可能属于"排泄减少型"痛风，也就是尿酸排泄不足导致的痛风。我国大部分痛风患者都属于此种类型。

● 医生提示

我们一起来总结一下，与痛风相关的检查都有哪些。

关注对象	检查项目	检查目的
尿酸	血生化（尿酸）	了解血尿酸水平
关节	关节液化验	了解有无尿酸盐结晶
	化验或显微镜检查	证实痛风结节中有尿酸盐结晶
	X线检查	发现痛风结节及骨质破坏
肾脏	尿常规（尿蛋白、管型、pH值等）	初步判断肾脏状况，了解尿液酸碱度
	血生化（肌酐、尿素氮）	了解肾功能
	泌尿系统超声	了解有无结石
并发症	血生化（血糖、血脂）	了解有无糖代谢、脂代谢异常（糖尿病、高脂血症）
	血压	了解有无高血压

尿酸已经偏高了怎么办

经常有患者拿着化验单来找我，对我说："大夫，我尿酸高，是不是得了痛风？怎么办呢？有什么要忌口的吗？"

其实，通过我前面的介绍，您已经了解了，尿酸偏高，并不一定就是痛风，确诊痛风还需要一系列的临床检查与观察。如果体检发现自己血尿酸增高，该怎么办呢？我想有几个步骤。

第一，先别着急，回忆一下自己体检前及平时的饮食、生活习惯、运动、用药，以及所患其他疾病等情况，然后仔细回想一下，自己有没有关节痛的经历。

第二，去医院找医生再次化验，并向医生说明自己的情况。

第三，如果医生确诊了您患有高尿酸血症，甚至痛风，无论需不需要药物治疗，饮食等生活方式一定要开始改变。

还记得我前面介绍的，什么人容易被痛风"盯上"吗？现在，我们就要反其道而行之，千万别做痛风喜欢的人。

首先，管住嘴。管住嘴，迈开腿，这简直是所有代谢病通用的救命箴言。如果血尿酸升高，那就一定要限制高嘌呤食物的摄入。当然了，限制高嘌呤食物摄入不是说一点肉不能吃，而是不吃嘌呤极高的食物，肉类等嘌呤偏高的食物一次少吃一点是没问题的。至于食物中的具体嘌呤含量，哪些是要躲避的高嘌呤食物，后面的章节还会介绍。

其次，轻松点。现代人压力大，一部分压力是社会环境加在人身上的，还有一部分却是自己给自己施加的。当人长期处于高压状态下，代谢会受到很大影响，不只是尿酸，体内血糖、血脂等的代谢都会出现不同程度的异常。所以，学会给自己减压很重要，尤其是年轻人，不要事业还没做成，先把自己的身体弄垮了。工作之余，听听音乐，做做运动，都是很好的放松方式，能使身心都"喘口气"，以便将来更好地工作。

再次，慢下来。现代人的生活节奏太快，文化也是"速食文化"，很少有人能踏踏实实、不紧不慢地做一件事。这种急躁处事风格，对身体健康是没有好处的。其实，很多时候，事情并没有那么紧急，那就尽量不要催自己，慢慢来，享受当下的人生。

最后，减减肥。痛风患者很多是胖子，如果能把体重控制在正常范围内，那疾病一定会有所缓解。而且，人瘦了，精神状态也好，整体的健康水平也会有所提高。需要注意的是，痛风患者减肥不能操之过急，以免脂肪大量分解，影响尿酸排泄，反而引起痛风急性发作。

如果大家做到了以上这些，相信偏高的尿酸也会慢慢回落，最终能够控制在正常范围内。

第三章

痛风患者自我管理法1

痛风患者的忌口问题：我们的很多病都是"吃出来"的，而中国人讲究"药食同源"，要想防病、治病，很多时候，注重"吃"是十分重要的。"美味"和"毒药"是能够互相转化的，甚至说"美味"就是"毒药"。

膏粱厚味害人，"案发现场"回放

提起美味，大家想到的都是精美的珍馐佳肴，色香味俱全，恨不得大快朵颐；而说起毒药，大家想到的都是苦涩的、丑陋的物质，让人避之不及。但有时候，美味和毒药是能够互相转化的，或者说美味就是毒药。

比如，人们常说"冒死吃河豚"，河豚我没吃过，据说鲜美异常，吃了它，其他肉类就全无滋味了，但河豚身上有毒，还是剧毒，弄不好吃了就要死人。还有蘑菇，很多野生蘑菇生得很美，味道也十分鲜美，一点都不苦涩难吃，但其中含有致命的成分，云南每年都有很多人因采食毒蘑菇而中毒，甚至死亡。

这些都是美味即毒药的例子，您听了，可能觉得离自己的生活很远，您会说，我是没有勇气吃河豚的，野生蘑菇我也从来不吃。这些食物是比较特别，那火锅、鱼虾、花生米这些家常食物，都是您平时总吃的美味吧，可对于痛风患者来说，它们都是随时会掀起一场"轩然大波"的毒药。

● 啤酒节来了，痛风也来了

青岛人以及来自其他各地的游客都知道，每年8月，青岛都会举办盛大的啤酒节。到时候，人们吹着海风，喝着各国啤酒，吃着辣炒小海鲜，好不惬意。在这样的盛会中，人人都很高兴，大家谈笑风生，喝酒、吃海鲜的兴致也很高，到处都能听到欢声笑语。但在这时候，也有一些人是笑不出来的，那就是青岛各大医院的医生们。因为每年啤酒节，急诊都会比平时繁忙，总是有很多关节痛的患者"扎堆"而来。

与啤酒节上谈天喝酒的愉快场面不同，急诊室里可是鬼哭狼嚎，一片哀声。有喊"救命"的，有喊"疼死了，快给我止疼药"的，都是痛苦不堪的表情。医生们倒是见怪不怪，只是问一句"今天晚上是不是吃海鲜、喝啤酒了？"患者一点头，不用多说，这准是痛风性关节炎急性发作了。

对于治疗这类患者，因为见得多了，医生们很有经验，消炎、镇痛、促进尿酸排泄，随着这些治疗方法的应用，患者往往能很快缓解疼痛，用不了多久就能回家休养了。但啤酒节一天不结束，医生们心头的"愁云"就一天不能消失，痛风性关节炎的患者还是被源源不断地送进来。

虽然没有在青岛做过医生，但我想象那个场面，那些痛风患者就像是"食物中毒"一般，而让他们"中毒"的就是美味的高嘌呤食物——海鲜和它的帮凶啤酒。

● 一盘油炸花生米引发的"惨案"

我有一位患者，有一次看病时问我："大夫，您说我是不是对花生过敏啊？"我听了就问他："怎么？你吃了花生就起疹子，还是什么？"他说："不是，我一吃花生痛风就犯，好几次了。"我听他这么说，觉得很有意思，就问他具体怎么回事。

这位患者告诉我，他平时挺注意饮食的，像动物内脏啊、鱼虾啊，这些嘌呤高的食物，他基本不吃，就算吃，也就吃一点，所以血尿酸控制得还可以，但他还是有几次痛风急性发作。在发作之前虽然也吃了肉，但并不比平时多，也没有剧烈运动，似乎没什么道理会发作。刚开始他是百思不得其解，后来经过几次发作，他仔细回忆，好像每次发作之前都吃了花生。按说这花生的嘌呤含量不算很高，不应该引起痛风，于是这位患者就怀疑自己对花生过敏。

我听完就问他："你犯病前吃了多少花生啊？"患者想了想说："一盘吧，我挺爱吃的。"我又问他："怎么做的？"患者回答得很干脆："油炸花生米。"我一听，笑了，对他说："你不是对花生过敏，不过你犯病确实是这盘油炸花生米害的。"

这位患者有些疑惑地看着我，相信读者您也不十分理解。到底油炸花生米为什么会引起痛风呢？因为花生米中含有大量油脂，一次性摄入脂肪过多会影响尿酸的排泄。所以虽然这位患者的尿酸没有增加，但排出量减少了，血尿酸水平升高，诱发了痛风。

对于这位患者来说，他钟爱的美味油炸花生米，就成了害他犯病的"毒药"。

● **大吃火锅，痛风上身**

有一次我在急诊，遇到一个痛风性关节炎急性发作的小伙子，是被室友送来的。小伙子疼得龇牙咧嘴，话都说不清楚。我就问他的室友："他犯病前吃什么了？"室友告诉我，是火锅，而且不光今天吃的是火锅，昨天也是，前天也是。我就问他："怎么天天吃火锅啊？"室友给我解释："我们离开老家在北京上班，平时自己也不太会做饭，就经常出去吃，这不天冷了，火锅又暖和，又实惠，大家都爱吃，老有朋友约，所以就连吃了三天。"生病的小伙子在一边连连点头。

我看看这俩孩子，二十多岁，正是能吃的时候，可以想象，一顿火锅肯定是羊肉、毛肚、冻豆腐，一通招呼，也不知吃了多少嘌呤进去。这暖身又解馋的美味终于成了小伙子的"毒药"，害他脚后跟疼得受不了。

我给生病的小伙子开完药，嘱咐他忌口。然后，我对他的室友说："你们俩每天吃得差不多，你有空最好也做个体检，看看自己的尿酸高不高。"

给大家讲了三个故事，有网上看来的新闻，也有亲身经历的病例，无非就是想提醒大家，危险就潜伏在我们身边，这世界上没有绝对的好，也没有绝对的坏，在一定情况下，美味也会变毒药。我们的很多病都是"吃出来"的，而中国人讲究"药食同源"，要想防病、治病，很多时候，注重吃是十分重要的。

痛风患者，必须忌口

　　有时候我会觉得，做一个内分泌科的大夫特别幸福，因为中国人讲究吃，生病了，就讲究"忌口"，病人总是追着医生问有什么忌口的。别的科的同事往往很为难，因为在西医的观念里，很多疾病没什么特别的饮食禁忌。但内分泌疾病不同，很多是需要忌口的，比如糖尿病，我要真和患者说起饮食的注意事项，能说一上午。痛风也是，在饮食上有很多要求，而且，首先一条，就是必须忌口。

　　前面给大家介绍了，食物来源的嘌呤（外源性嘌呤）只占人体每天产生的嘌呤总量的1/3，而产生的尿酸也很快就会被肠道中的细菌分解，不会对血尿酸水平产生很大影响。有些朋友就会有疑问，这嘌呤来源也不是大头，对血尿酸水平影响也不大，那为什么还要强调忌口？

　　有这个疑问很正常，但也说明您读书不认真。我一再强调，这是正常饮食的情况下，如果长期进食高嘌呤食物，嗜好饮酒，那情况也就不一样了。所谓的忌口，就是要改变不良的饮食习惯，躲开食物中的危险分子，避免血尿酸水平升高，以及诱发痛风性关节炎急性发作。

　　我在临床上，遇到新发现的痛风患者，都会和他们强调忌口的事，并把道理讲明白。但总有些患者拿我的话当耳旁风，心里有自己的小九九。比如我有一位患者，是企业家，平时经常出去应酬。酒菜都端上桌了，在座的纷纷掏出药片、针管，吃药的吃药，打针的打针，过后再继续大吃大喝、觥筹交错。这些人很多都是代谢病患者，他们的想法和我的患者一样——"我"已经吃药了，就不用再忌口了。

这种把治病的希望全都寄托在药物上的想法实在是要不得，他们太高估药物在疾病治疗中的作用，也太不重视饮食在康复过程中的重要性。痛风与其他代谢病一样，在一定程度上，就是吃出来的。比如上面提到的那位企业家患者，很明显，他患上痛风就是与他常年应酬、饮食无度、大量饮酒有关。可以说，他的病，根子就在吃上。已经发现身体生病了，不忌口，不从"根"上治，吃再多药也是治标不治本。那些在饭桌上吃药、打针，再大吃大喝的人，简直就是自欺欺人。

我的这位患者，因为不听劝告，仍然按照过去不好的习惯生活，血尿酸控制得十分不理想，痛风性关节炎发作频繁，终于，在一次体检中，被发现血肌酐水平升高，说明肾功能已经受损了。这时，这位患者才后悔不已。我看到这样的化验结果，也是非常痛心的。如果患者能早听我的话，好好控制饮食，改变不良的生活习惯，那他的病情不会恶化得这么快，他也不会才四十多岁就已经出现肾功能不全。这样的身体状况使他的事业，甚至家庭都会受到很大影响。因为贪嘴害了自己的健康，实在不值得。

所以，正在阅读本书的朋友们，如果您或者您的家人、朋友是痛风患者，一定要按照医生的要求忌口。

忌口食物第一类——高嘌呤食物

说到忌口，什么样的食物不能吃呢？这并没有什么玄机，痛风是由尿酸过高引起的，尿酸是由嘌呤分解而来的，高嘌呤的食物就不能吃，嘌呤含量越高越要躲得远远的。食物中含多少嘌呤算高呢？我们一般按100克可食部（就是食物可食用的部分，比如苹果，只有果肉是可食部）计算，嘌呤含量高于150毫克的，就是高嘌呤食物；嘌呤含量在75～150毫克的，属于较高嘌呤含量食物。

痛风患者需要限制每天嘌呤的摄入量，急性期不能超过100毫克，慢性期不能超过150毫克。高嘌呤饮食，只需要一点点，就会让嘌呤摄入量超标，所以，是必须限制食用的。

● 高嘌呤食物：急性期、缓解期都不吃

对于痛风患者来说，一顿高嘌呤大餐，就相当于往血液中打了一针尿酸，很容易诱发痛风性关节炎急性发作。所以，那些嘌呤含量高（每100克可食部大于150毫克）的食物，尤其是嘌呤含量极高（每100克可

食部大于500毫克）的食物，是一口也不能碰的，要做好这辈子和它们"绝交"的准备。这些上了痛风患者黑名单的食物，都有什么呢？我们一起来看看。

常见高嘌呤食物一览表（以100克可食部计算）

食物名称	嘌呤含量（毫克）	食物名称	嘌呤含量（毫克）	食物名称	嘌呤含量（毫克）
小鱼干	1639	蛤蜊	316	牡蛎	239
豆苗	500	鸭肝	301	鲳鱼	238
豆芽菜	500	沙丁鱼	295	猪肝	233
鸡精	500	鸡肝	293	香菇	214
芦笋	500	带鱼	292	鲢鱼	202
干贝	390	浓肉汤	280	猪脑	175
凤尾鱼	363	紫菜	274	黄豆	166
秋刀鱼	355	猪小肠	262	海鳗	159

这个表不可能把所有的高嘌呤食物都列进去，我们平时买菜、做饭也不能先查表，但我们可以一起总结一下这里面的规律，掌握了大方向，以后忌口就方便了。

要说高嘌呤的食物，看着很多，其实就集中在几大类中，在日常饮食中，注意避免这几类食物就基本避开"雷区"了。

第一类，水产品。鱼类（小鱼干、凤尾鱼、秋刀鱼、沙丁鱼、带鱼、鲳鱼、鲢鱼、海鳗）、贝类（干贝、蛤蜊、牡蛎）、紫菜等，都属于水产品，这是嘌呤"大户"，痛风患者要敬而远之。而且，通过表格中的数值可以看出，海水水产比淡水水产还要厉害。对于痛风患者来说，疾病缓解，血尿酸控制好了，淡水鱼还是可以吃一吃的，海鲜就算了。

第二类，动物内脏和肉汤。大部分动物内脏，包括肝（鸡肝、鸭肝、猪肝）、小肠（猪小肠、鸭肠、鹅肠）、脑（猪脑、鸭脑）等，都是高嘌呤食物。动物内脏嘌呤高，胆固醇也高。很多患者好吃这一口，但痛风患者，尤其是合并高脂血症、心脑血管疾病的痛风患者，为了自己的健康，还是别贪嘴。

特别说一下肉汤，你看，在高嘌呤食物中，肉类并没有上榜，无论是畜肉（猪肉、牛肉、羊肉）还是禽肉（鸡肉、鸭肉）都没有，却有肉汤，而且嘌呤含量还不低。这是因为，食物中的嘌呤，特别容易溶于水中，导致汤中的嘌呤含量比肉里还高。喜欢喝"老火靓汤"的痛风患者可要注意了，这种美味对您来说，可是"毒药"。

第三类，黄豆和芽苗菜。对于痛风患者来说，吃素似乎是比较安全的，但也要注意"避雷"，其中一种"雷"就是黄豆，以及豆芽菜、豆苗等芽苗菜。这类蔬菜中的嘌呤含量是很高的，痛风患者不能食用。

第四类，香菇和芦笋。素菜里的另一种"雷"就是这哥俩。按说它们都是有营养的好东西，电视里也经常宣传它们有防癌抗癌的作用，但对于痛风患者来说，吃它们还真是弊大于利，避开为妙。因为抗癌的作用要日积月累才能显现，但一次吃多了，痛风可能马上就犯。

看我这么一总结，您心里是不是就很清楚了，如果您或者您的家人是痛风患者，那下次逛菜市场时，记得见到这些食物要绕道走。

有一些食物，嘌呤含量较高（每100克可食部75~150毫克），吃多了也会对血尿酸产生很大影响，也是需要忌口的，痛风急性发作时，一点都不能吃。这些食物都有什么呢？我们一起来看看。

常见较高嘌呤食物一览表（以100克可食部计算）

食物名称	嘌呤含量（毫克）	食物名称	嘌呤含量（毫克）	食物名称	嘌呤含量（毫克）
鸡肉	140	猪腰	132	鳝鱼	93

续表

食物名称	嘌呤含量（毫克）	食物名称	嘌呤含量（毫克）	食物名称	嘌呤含量（毫克）
草鱼	140	猪肚	132	鱿鱼	88
鸡肫	138	猪肉	123	牛肉	84
鸭肉	138	羊肉	113	海蟹	82
海虾	137	鲍鱼	112	腰果	80
黑豆	137	兔肉	107	牛肚	79
鲤鱼	137	银耳	99	豌豆	76
鲫鱼	137	海带	97	绿豆	75

同样，我们也可以把较高嘌呤食物的类别总结一下。

第一类，还是水产品。在高嘌呤食物中没上榜的，在较高嘌呤食物榜中基本都出现了。这回淡水鱼（草鱼、鲤鱼、鲫鱼、鳝鱼）占了多数，海鲜（海虾、鲍鱼、海蟹、海带）也不少。

第二类，仍然是动物内脏。与水产品的情况一样，嘌呤含量不够高的内脏，也较高了。比如胃（鸡肫、鸭肫、猪肚、牛肚、羊肚）、肾（猪腰、羊腰）等。

第三类，肉类。我们日常饮食的主力军，禽肉（鸡肉、鸭肉）和畜肉（猪肉、羊肉、牛肉、兔肉），在这里通通上榜了。

第四类，豆类。黄豆的"兄弟"，绿豆、黑豆、豌豆，都是嘌呤含量较高的食物，痛风患者要注意了。

第五类，银耳和腰果。这些都是非常好吃的食物，很多人喜欢把炸腰果、银耳羹当作零食、宵夜吃。如果是身体健康的人，自然没什么问题，但对于痛风患者来说，就不适宜了。

看到这儿读者朋友可能会发现，与上面的高嘌呤食物相比，这些较高嘌呤食物更加"日常"，都是我们一日三餐的主力，难道以后就都不能吃了吗？当然不是这样。无论肉类也好，水产品也罢，都是非常好的食物，是蛋白质的重要来源，对于身体健康也是不可或缺的。但这些食物的嘌呤含量较高，在痛风急性期，为避免加重病情，影响治疗，是需要绝对忌口的，而到了缓解期，病情稳定了，血尿酸控制住了，这些食物还是可以吃的，只是要少吃，不能由着性子来。

● **医生提示**

　　痛风急性期，每日嘌呤摄入量不得超过100毫克，慢性期不得超过150毫克，长期缓解期不得超过400毫克。对于痛风患者来说，急性期，高嘌呤食物和较高嘌呤食物都不能吃；缓解期，不吃高嘌呤食物，少吃较高嘌呤食物；如果长期缓解，血尿酸水平也正常，那可以吃一点高嘌呤食物，少吃较高嘌呤食物。

忌口食物第二类——酒

● 助纣为虐的酒精

在临床待一段时间，就会发现，很多疾病的发作高峰都有其自身的规律，比如说，春季乍暖还寒，上呼吸道感染的患者多；夏季天气炎热，拉肚子的患者多；秋天天气冷，却还没开始供暖，老年人的慢阻肺就该犯了。那痛风的发作高峰期是什么时候呢？就是逢年过节。

在我们国家，有所谓的"酒文化"，"每逢佳节来两杯"，遇到喜庆的事总是喜欢喝点酒助兴。俗话说"小酌怡情"，如果只是喝一点点那还好说，但很多人饮酒没有节制，或者被逼无奈，最终饮酒过度，"大喝伤身"。在"喝个痛快"之后，很多人的大脚指头疼起来了，痛风又犯了。

有些人不理解，前面说了那么多高嘌呤食物，却并没有酒，为什么医生都强调痛风患者要戒酒？喝酒为什么容易引起痛风急性发作呢？原因大致有两点。

第一，饮酒能够影响尿酸排泄。酒精进入人体后，会转化为乳酸，而乳酸与尿酸同属酸性物质，都需要从肾脏排出，肾脏在工作时难免顾此失彼，从而影响尿酸的排泄。尿酸排出少了，血尿酸水平自然就会升高，就有可能引起痛风急性发作。

这还只是饮酒的短期影响，如果有酗酒的习惯，酒精长期作用于人体，会使肾小管功能遭到损害，进一步导致尿酸排出减少，血尿酸升高。

第二，饮酒会打乱膳食平衡。我们在喝酒时，会选择一些下酒菜，比如油炸花生米、泡菜、酱牛肉之类的，这些食物不是嘌呤含量较高，就是高脂肪，要么是高盐的。在不知不觉中，嘌呤、脂肪和盐的摄入都会超标，体内的代谢平衡也会紊乱。这样，嘌呤摄入多，排出却不畅，自然会引发痛风。

从这两点可以看出，这酒是尿酸的"帮凶"，帮着它留在体内胡作非为。

● 隐藏的高嘌呤食物——啤酒

我们在临床上向患者宣教，劝他们不要饮酒，尤其不要喝啤酒。很多患者不能接受，认为啤酒酒精度数也低，口味也好，尤其到了夏天，就想喝几口冰镇啤酒，怎么就不能喝呢？

这啤酒，要说酒精度数，才几度，比起白酒的几十度差得远，要说嘌呤含量，每100毫升也只有几毫克，绝对的低嘌呤食物，似乎是没有什么不让喝的理由。但凡事不能看表面，我们得深入了解一下啤酒。

啤酒进入体内之后，经过肝脏的代谢，会转变成嘌呤物质，如鸟苷酸等，这时，啤酒的高嘌呤属性就露出来了。它的低嘌呤含量只是精心伪装的假象，转化而来的大量嘌呤物质才是它凶恶的本来面目。我们常说知人知面不知心，看来对于食物，也是同样的道理。

正因为如此，尽管啤酒酒精含量并不高，作为酒的危害不大，但它本质上是高嘌呤食物，直接就能危害痛风患者的健康。

所以，痛风患者要戒酒，尤其要戒啤酒。

● 医生提示

有研究显示，对于痛风患者而言，危险性由高到低依次是啤酒、白酒、红酒。如果痛风患者实在嗜好杯中之物，那红酒还是相对比较安全的选择，但也要注意适量，每天绝对不能超过一杯。

忌口食物第三类——高脂食物

● 脂肪影响尿酸排出

还记得我前面讲的那个吃花生就犯痛风的例子吗？这就是高脂食物对痛风病情影响最直观的表现。一盘花生米下肚，关节炎就犯，这是为什么呢？因为脂肪会影响尿酸的排泄。在人体中，进口有一个，就是嘴，对于正常人来讲，好的、坏的，身体需要的、不需要的，都是吃进去的；而出口有两个，一个是肠道，一个是尿道。对于人体内的代谢来说，最为重要的出路是尿道，也就是经肾排泄。

全身的血液都要靠肾脏过滤，把"精华"留下来，把"糟粕"送出去，随着尿液一起排出。"千军万马"都要通过肾脏，都要靠肾脏来分辨"好坏"，肾脏实在是很忙很累。脂肪经过代谢后，也要经过肾脏排出，这就相当于和尿酸在"抢"肾脏。如果尿酸和脂肪代谢产物都不多，那肾脏还顾得过来，如果有一种很多，那肾脏就难免顾此失彼，要是两种同时大量涌来，那肾脏可就忙不过来了。这就像两个班的同学去看同一场电影，电影散场时，只有一个出口，两个班的同学都想出去，就会导致出口拥堵，哪个班也走不痛快。

所以，对于痛风患者来说，高脂肪食物虽然嘌呤不一定很高，但阻碍了尿酸排泄，同样会使血尿酸升高，也是需要限制摄入的。痛风患者需要将每日脂肪摄入量限制在每千克体重0.6～1.0克，尤其在急性发作期，更要坚决对高脂肪食物说不！

● 高脂饮食增加痛风并发症的发病率

现代人高发的糖尿病、高血压、冠心病、高脂血症，都属于生活方式病，而高脂饮食就与这些疾病的高发相关。对于痛风患者来说，因为体内已经存在嘌呤代谢障碍，如果再加上糖代谢、脂代谢紊乱，那对于疾病的治疗和康复都是十分不利的。

所以，应该尽量避免不良的生活方式，其中一个很重要的方面，就是限制脂肪摄入，这对代谢，以及心脑血管健康，都是很有好处的。痛风患者采取低脂饮食，能降低患上并发症的概率，延缓肾脏等器官受损的进程。这无论对于疾病预后还是患者的生活质量都是十分重要的。

说了这么多，就是想请各位痛风患者珍爱生命，远离高脂肪食物。至于什么是高脂肪食物，相信不用我说您也知道，奶油、肥肉、糕点、油炸食品，这些食物虽然美味，对健康却没有好处。

● 医生提示

脂肪对维持我们的生理活动有必要作用。脂质是细胞的骨架成分，还是多种激素的前体物质，对脂溶性维生素的吸收也是必不可少的，我们不能一点不吃，还是要保证一定的摄入量。

在饮食上，我们应该对食物有所选择，让摄入的脂肪主要来源于富含不饱和脂肪酸的食物（如鱼肉等），尽量避免饱和脂肪酸含量高的食物（畜肉、黄油等）。

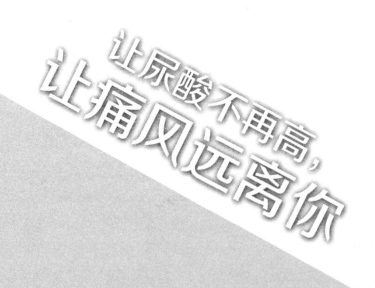

忌口食物第四类——火锅

　　为什么我要把火锅单提出来说？因为这种吃法太特殊了，临床上见过太多的患者在吃完火锅后痛风发作了。按理说，涮火锅有肉、有菜，再搭配上主食，还是比较均衡的吃法，但人们吃起来就不"按理"了，存在诸多问题。本来嘛，一个锅子，想吃什么涮什么，要的就是个"随意"，但痛风患者在吃上是随意不得的，这一随意，疾病就要"发威"。下面，我就和大家一起来分析一下为什么痛风患者吃不得火锅。

● 不知不觉肉就吃多了

　　我们前面讲了，痛风患者要避免高嘌呤食物，少吃较高嘌呤食物，涮火锅的主要食物——羊肉，正是需要限量的较高嘌呤食物。即使在长期缓解期，痛风患者一天最多也就能吃150克肉类。如果这150克羊肉用来炒菜，做一盘葱爆羊肉，那还是很出数的，够这位患者吃一天的，但如果吃火锅，那看起来也就一盘底，碰上能吃的男同志，三两下就都给吃了。但这时候涮火锅才刚刚开始呀，谁也不会停手，再往下吃，不知不觉就吃进去了很多肉类，嘌呤大大超标。

我们平时吃饭，是荤菜、素菜和主食搭配着吃，这样有素菜和主食占着肚子，肉类吃得并不多，总量也好控制。吃火锅不然，都是先涮肉，再涮菜，最后吃主食。大家涮菜的时候往往已经吃了很多肉，感觉饱了，菜也就是匆匆吃几口，主食甚至都不吃了。这样，不仅比平时吃得多，食物结构还特别差，都是痛风患者的"敌人"——肉类，没有"好朋友"——蔬菜和主食。

● 麻酱调料提供了大量脂肪

我们北方人吃火锅，用麻酱调料。您有兴趣可以看看麻酱瓶子上的营养成分表，一半以上都是脂肪。您吃一碗调料，就是吃了一碗脂肪啊！前面刚刚讲过，痛风患者要限制脂肪摄入，因为脂肪分解后会妨碍尿酸的排泄。这下好了，随随便便一碗脂肪就下肚了，本来吃的肉就多，嘌呤就超标，还排不出去，不等着犯病等什么呢。

● 吃完火锅喝汤——压死骆驼的最后一根稻草

很多人吃完火锅还喜欢喝点火锅里的汤，认为涮完肉的汤特别鲜美，而且"原汤化原食"，能帮助消化一肚子的肉。在我看来，这是一个特别不好的习惯，因为嘌呤易溶于水，涮了这么多肉的火锅汤里嘌呤含量极高，比肉中还要高很多。

对于痛风患者来说，火锅汤能不能化食不好说，诱使疾病发作那是十有八九了。一顿丰盛的火锅大餐，摄入了大量嘌呤，血液中的尿酸含量激增。这时候，即使关节还没有疼起来，也是处于临界状态，疼痛感随时有可能"爆发"，禁不起一点风吹草动。而这一碗"高浓度的嘌呤汤"会彻底打破身体内岌岌可危的平衡，让痛风一下子发作起来。

● **医生提示**

痛风患者不适宜吃火锅，如果病情长期缓解，想吃火锅，那要注意，肉要定量，菜和肉一起涮，配合主食一起吃，最后，千万别喝汤。

忌口食物第五类——高盐食物

● 为了肾，少吃盐

　　我在对我的患者进行饮食指导的时候，总会告诉他们要限制食盐的摄入。对于这一点，很多患者不理解，说"我"又没有高血压，干吗吃盐还得限制啊。其实，这是一个误区，很多人认为，只要没有高血压，那盐就随便吃，口重点儿不是问题。但大家都应该见过"中国居民膳食宝塔"，那上面明确要求，每日食盐摄入量不应超过6克。这是对普通人的要求，高血压患者还要严格些。为什么对每个人都要求不能吃咸了呢？就是因为钠盐的摄入量与高血压的发病率密切相关，而高血压又与动脉硬化密切相关，这都是环环相扣的。

　　看到这儿，有些读者可能会说了，既然少吃盐是对每个人的要求，那为什么还要对痛风患者特别强调呢？这个问题问得好，也是我要着重说的，痛风患者少吃盐，是为了自己的肾。

　　长期高盐饮食，能够引起和加重高血压，而患上痛风和高血压，受害最深的都是肾。对于痛风患者来说，如果血压尚正常，那是万幸，要想方设法维护好血压，不给高血压机会，这其中最重要的措施，就是限盐。而如果在患有痛风的同时，还患有高血压，那限盐就更重要了，否则，血压控制不佳，肾脏受到痛风和高血压的夹击，那日子可就太不好过了。

所以，虽然盐对嘌呤代谢及尿酸代谢没有直接影响，但为了避免引起或加重高血压，减轻对肾脏的破坏，痛风患者必须限制钠盐摄入，拒绝高盐食物。

● 口轻，吃东西才有味儿

少吃盐对健康有好处，这道理很多人都明白，但总有患者对我说："大夫，我从小就口重，吃淡了，觉得嘴里没味儿。"现在川菜流行，大家都喜欢麻辣香锅、水煮鱼这些"重口味"，总感觉清粥小菜没滋没味儿。这反映了大家的生活压力很大，需要寻求一些刺激，但长此以往，舌头都吃麻木了，胃口也吃坏了，再也尝不出食物本身的味道了。

我经常对我的患者说，你爱吃辣的、咸的，不是因为这些口味有多好吃，而是你的舌头不灵，品不出食物本身的滋味了。但现在既然痛风已经找上门了，健康已经出问题了，那就应该做一些改变。当然了，改变都是要付出努力的。

摆脱重口味，需要我们下定决心，咸菜、罐头、方便食品，这些高盐的食物一律不吃，家里炒菜做饭也减少放盐的量。刚开始，可能会觉得淡而无味，但相信我，用不了几天，您就会觉得这些食物变得好吃起来，除了咸味，能尝出食物本身的鲜甜来了。

口轻，舌头恢复了敏感，麻木许久的味蕾舒展开，食物细微的滋味都能感觉到，这时候吃东西才有味儿呢。当您体会到低盐饮食的美妙后，再让您恢复重口味，您都不乐意了。

● **医生提示**

限盐并不难，记住以下小窍门：

①买包装食品前看看营养成分表中钠的含量，一般来说，罐头、方便面、火腿肠、饼干等"好吃的"，盐分都超标；

②尽量在家吃饭，选择天然食材烹煮；

③适当放些葱、姜、蒜及花椒、大料、咖喱粉等调味料，能够提香，增进食欲。

外出就餐时如何忌口

我有很多患者，对自己的健康很在意，吃饭也很讲究，不能吃的严格忌口，但这些患者也经常有烦恼，其中一位就对我说："大夫，我听您的话，您让我忌口我就忌口，可是我这工作经常要出去应酬，这酒桌上人一多，我就控制不了了，总是吃多，还经常喝酒。我很为这事犯愁，您说我该怎么办啊！"

这位患者的苦恼，也是很多患者的苦恼，自己有心注意饮食，在家吃饭也都好好的，可因为工作的原因，免不了外出就餐、应酬，这忌口就不那么容易了，一不留神就吃坏了。外出就餐时的忌口问题该怎么解决呢？其实也是有办法的。

● 掌握选餐馆、点菜的主动权

外出就餐，可选择的餐馆很多，风格差别很大。这里面，有一些是十分不适合痛风患者的，比如火锅店、烧烤店，如果在这样的餐馆里吃饭，那吃进去的大部分都是肉类，痛风患者肯定受不了。但也有一些餐馆还是相对比较适合痛风患者的，比如素菜馆、品类齐全的大饭庄、家常菜馆，这些餐馆里菜品多，可选择的种类多，容易找到适合痛风患者食用的菜。

如果痛风患者自己出去就餐，那就要选择一家适合自己的餐馆，点一些适合自己的菜肴；如果是和其他人一起就餐，那就不要碍于情面，要把主动权掌握在自己手里，先选择一家适合自己的餐馆，在点菜时，至少点一道适合自己的菜肴。因为一般人点菜都喜欢点大鱼大肉，那痛风患者就一定要注意为自己点一盘青菜和一种主食。

● 吃饭时坚持自己的原则

外出就餐时，等菜都端上桌了，痛风患者先别着急下筷子，要对这些菜进行一下评估。主要是与自己平时在家吃的饭菜进行对比，看看菜量是多是少，口味是轻是重，肉有哪些，菜又有哪些。

吃的时候，要坚持原则，肉要少吃，青菜要多吃，主食先上，就着菜一起吃，酒坚决不能喝。

中国人饭桌上有一个特别不好的习惯——劝酒。很多痛风患者深受其害，因为抹不开面子而喝了酒，伤了自己的身体。遇到劝酒的情况，不要来者不拒，而是要郑重其事地和对方说"我有痛风，真不能喝酒，要不然明天该犯病了"。一般人这时候都不会再劝下去了。如果碰到特别不识趣的人，非要劝您，也不要轻易妥协，只要坚持住自己的原则，别人看您是认真的，也就不好再相逼了。千万不要耳根子软，人家随便一劝就喝，这样伤了身体，受罪的可是您自己。

● 医生提示

痛风患者外出就餐，要注意几大原则：

①选择一家菜品齐全、口味清淡的餐馆；

②为自己点一道青菜、一种主食；

③主食先上，配合菜一起吃；

④适量用餐，不能贪食，剩下的可以打包带走；

⑤不吃高嘌呤食物，不饮酒。

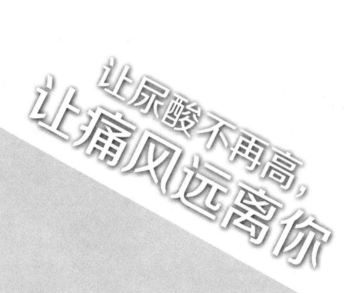

让尿酸不再高，
让痛风远离你

第四章

痛风患者自我管理法2

痛风患者饮食调养原则要记牢：控制总能量摄入。吃饱了还吃，这是很多痛风患者的通病。其他体重超标的患者，即使没有他这么明显，但每天摄入的热量也大于需要的热量。日积月累，多余的热量转化成脂肪存在身体里，体重长了，肥肉多了，代谢乱了，痛风也就跟着来了。

减肥，为身材，更为健康

● 八成以上的痛风患者超重

我国目前大约有10万痛风患者，这些患者有什么共同的特点呢？我想是胖。很多痛风患者同时又是肥胖症患者，而超重的人更是达到八成以上。这些人为什么会胖呢？那就得说起痛风患者的另一大特点——爱吃。食色性也，喜好美食本是人之常情，但凡事要有个度，贪吃无度，身体肯定是受不了的。

虽然痛风的发病高峰年龄仍在四五十岁，患者以中老年人居多，但现在二三十岁就患上痛风的年轻人越来越多了。这些年轻患者，更符合贪吃、肥胖的特点。我在门诊中，很少遇到很瘦的痛风患者，如果是年轻人，体重正常的更是极少，大多数身材都与年龄不符，年纪轻轻便大腹便便了。

因为肥胖（超重）以及与之相伴的不良饮食习惯（高热量、高脂肪饮食），这些患者体内的代谢通常会发生不同程度的紊乱。糖代谢、脂代谢都不正常，很多患者不只患有痛风，还同时患有糖尿病和高脂血症。

我在门诊遇到过一个小伙子，他的经历就非常典型。小伙子来找我看病时才30岁，一米七几的个头，170多斤，属于肥胖。他的血尿酸非常高，血糖也不正常。我就问他："你是怎么弄得这么胖啊？"小伙子告诉我："我是做IT的，特别忙，老加班，我一累就想吃东西，上班时就不停吃零食，下班了，其实已经吃饱了，但就是还想吃东西，又去单位旁边的饭馆吃好多。以前我还运动运动，现在太忙，没时间，也不运动了，就越来越胖了。"

吃饱了还吃，这是很多痛风患者的通病。其他体重超标的患者，即使没有他这么明显，但每天摄入的热量也大于需要的热量。日积月累，多余的热量转化成脂肪存在身体里，体重长了，肥肉多了，代谢乱了，痛风也就跟着来了。

● 保持苗条是控制病情的基础

既然肥胖与痛风的关系这么密切，那要想控制好尿酸，让痛风不再发作，恢复正常的身材就成了前提与基础。一般认为，痛风患者需要保持理想体重，甚至有研究者认为，痛风患者最好能使自己的体重低于标准体重10%～15%。

超重的痛风患者要想恢复苗条的身材，必须减肥。尽管网上总是疯传着各种各样的减肥方法，但试过都知道不靠谱。减肥，要相信科学，无外乎两条路——少吃，多运动。这几个字说得轻松，但要做到，是要付出努力的。努力定有回报，少吃能让嘌呤摄入量减少，运动能使代谢恢复良好，进得少出得多，尿酸自然能降下来，痛风发作自然能避免，身体素质也会越来越好。不仅如此，减肥还有极高的附加值，瘦下来，人变得精神了，穿衣服好看了，每天的心情也会十分愉悦。

减肥，保持苗条的身材，前景是十分光明的，但道路还是有些曲折的，把身上的几十斤肥肉减下来，不是喊喊口号、表表决心就能成功的事，需要实际行动。痛风患者减肥急不得，瘦得太快，脂肪大量分解，反而会影响尿酸排泄。要做好打持久战的准备，把控制体重当成自己的一种生活方式。健康饮食、适度运动，习惯了，也就不觉得难了。

在减肥运动的选择上，我建议大家进行一些低强度的有氧运动，比如快走，上下班可以走路，这样既不用额外花时间，减肥效果还特别好。

而在饮食上，要注意的很多，我给大家提几条建议，希望对你能有帮助。

①尽量在家吃饭，减少外出就餐。

②每天三餐定时。

③把吃饭速度降下来，不要一下子吃得太多，用心感受饱腹感。

④吃饭定量，吃够量就不再进食。

⑤专心吃饭，不要看电视、聊天。

⑥吃饭时先吃素菜，再吃肉菜，能避免肉吃得太多。

⑦两餐之间吃一个水果。

⑧不要吃剩菜剩饭。

● **医生提示**

可以通过计算体重指数来评估自己是否超重或肥胖。

体重指数（BMI）=体重（kg）/[身高（m）]^2

如一个人身高1.62米，体重57公斤，那体重指数=57/1.62^2=21.7

计算出结果，可以参照下表判断自身情况。

体型	过轻	正常	理想	超重	轻度肥胖	中度肥胖	重度肥胖
体重指数（BMI）	<18.5	18.5～23.9	22	24～27.9	27.9～29.9	30～34.9	≥35

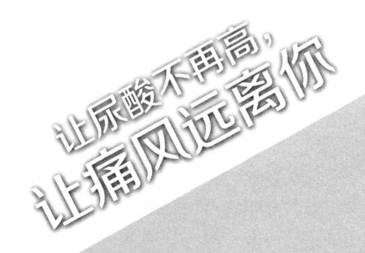

让尿酸不再高，让痛风远离你

控制总能量

● 能量控制甚至比限制嘌呤摄入更重要

每当我给我的患者做饮食宣教时，我总是首先强调，要限制每日摄入的总能量，之后才会说食物中嘌呤的事。为什么把控制能量看得这么重要？

第一，限制能量摄入，就能逐步减轻体重，实现痛风患者保持理想体重的目标。

第二，限制能量摄入，食物摄入的总量必然减少，高嘌呤食物的摄入量也会随之减少，这在客观上相当于限制了高嘌呤食物的摄入。

第三，限制能量摄入，高脂肪食物的摄入会大大减少，脂肪摄入少，对尿酸排泄的影响就小，血尿酸浓度就会进一步降低。

可以说，限制能量摄入，对于痛风患者有着多重意义，是一举多得的事情。

● 痛风患者每天摄入多少能量合适

对于痛风患者来说，一天摄入多少能量合适呢？这并没有一个固定的值，根据每个人的年龄、性别、体重、活动量不同而有所差异。一般来说，男性每天需要1400～1800千卡*能量，女性则需要1200～1600千卡。这只是笼统的数字，对于每一位患者，我们可以根据自身情况来计算自己每天需要的能量。

首先，我们看看一个正常人每天需要多少能量。可以参考以下公式：

每日所需能量=标准体重×每公斤体重所需能量（实际活动强度下）

标准体重（公斤）=身高（厘米）-105

不同活动强度的人每公斤体重所需能量可参考下表：

活动强度	举例	每日所需能量
轻体力劳动	办公室职员、教师、不经常走动的工人、家庭主妇、农闲时的农民、售货员	25～30千卡/公斤
中体力劳动	频繁走动的工人、奔波的销售员、农忙时的农民	30～35千卡/公斤
重体力劳动	运动员、勘探工人、伐木工人	35千卡

我给大家举个例子计算一下，假设一个人是个业务繁忙的销售员（中体力劳动），身高1.75米，体型正常，那他每天应该摄入多少能量呢？

标准体重=175-105=70公斤

每日所需能量=70×（30～35）=2100～2450千卡

这位销售员每天摄入的能量在2100千卡与2450千卡之间就是合适的。

*注：千卡是能量单位，而许多食品标签或学术论文中，能量单位为千焦。两种单位的换算关系是1千卡=4.184千焦。本书中我们一律使用千卡这一能量单位。

其次，我们来看一看影响一个人每日能量所需的因素有哪些。可以参考下表：

因素	性别	年龄	体型	基础疾病
对每日能量需求的影响	男性：需求增加；女性：需求减少	年轻人：需求增加；老年人：需求减少	消瘦：需求增加；超重和肥胖：需求减少	糖尿病、高血压、高脂血症、痛风、心脑血管疾病等：需求减少

现在，我们再举一个痛风患者的例子，看一看她每天所需的能量是多少。这位痛风患者是女性，50岁，身高1.60米，体重64公斤，办公室文员，她每天需要多少能量呢？

从以上资料得出，这位女性患者超重（体重指数=64/（1.6）^{2}=25），年龄偏大（50岁），从事轻体力劳动。

那她每日每公斤所需的能量应为轻体力劳动者的下限。

标准体重=160-105=55公斤

每日所需能量=55×25=1375千卡。

这位女性患者每日摄入的能量，不应该超过1375千卡，而且，由于她需要适当减肥，所以实际摄入量可以比1375千卡再低一些。

● 痛风患者的能量供应应以糖类（碳水化合物）为主

通过上面的介绍，痛风患者可以计算出自己每日所需的能量，但这些能量从哪来呢？应该吃什么食物为我们提供这些能量呢？

在我们的饮食中，含有各种对人体有用的营养素，可分为七大类，分别是糖类（碳水化合物）、蛋白质、脂肪、维生素、矿物质、膳食纤维和水。其中，前三类，即糖类（碳水化合物）、蛋白质、脂肪是能够为人体提供能量的，也就是产能营养素。1克糖类（碳水化合物）和1克蛋白质能产生4千卡能量，而1克脂肪能产生9千卡能量。

我们每日所需的能量，都要由三大产能营养素转换而来。三种物质进入人体，在提供能量的同时也会产生一些代谢产物。高蛋白食物一般也同时是高嘌呤食物，会产生大量尿酸，而脂肪的代谢产物则会影响尿酸排出，所以靠这两类物质提供能量，对于痛风患者来说，是不合适的。而糖类（碳水化合物）经过代谢，还具有促进尿酸排出的作用，有利于痛风病情的缓解，所以痛风患者应该主要靠糖类（碳水化合物）供应能量。

当然，蛋白质和脂肪都是身体所必需的，我们不能不摄入，但是要注意比例，血糖正常的痛风患者，由糖类（碳水化合物）所提供的能量要占总能量的55%～65%，甚至可以达到70%。在对食物的选择上，谷类、杂豆类、薯类和水果都是以糖类（碳水化合物）为主的食物，嘌呤含量也低，可以自由选择，具体的吃法，后面还会介绍。

● 每日所需能量如何量化为食物

对于大多数人来说，能量还是一个比较抽象的概念，看不见摸不着。就拿上面我们列举的那位痛风患者来说，就算计算出每日所需能量为1375千卡，也知道由糖类（碳水化合物）提供的能量要占大头，她也很可能还是不知所措，不知道该怎么合理地把这些能量吃进去。

看到这儿有很多读者可能很有同感，说大夫总让"我"控制能量，难道"我"吃每样东西前，还得拿本书查查，它到底含有多少能量吗？当然不用这么麻烦，要是这样那就别吃饭了。我们在安排每天的饮食时，只要知道食物的重量，以及每种食物含有这三大产能营养素大致的比例，就能够知道这种食物大概提供了多少能量，吃的时候，就心中有数了。

这样说，可能还是有点抽象，在临床中，我们会发给每位患者一份

"秘籍"，其实就是一页纸，上面是食物能量换算表，有了这个表，我们就能够知道每类食物中三大产能营养素的大致比例了。

食物分类		食物种类	食物中三大产能营养素的比例（%）		
			糖类	蛋白质	脂肪
以糖类（碳水化合物）为主的食物	谷类	谷类（主食）、杂豆（除大豆外的豆类）、薯类（红薯、马铃薯、芋头等）	90	10	0
	水果类	水果	100	0	0
以蛋白质为主的食物	瘦肉类	瘦肉、鱼、虾、贝、蛋、奶酪、大豆及豆制品	0	64	36
	乳类	牛奶、酸奶	40	27	33
以脂肪为主的食物	油脂类	食用油、高脂食物	0	0	100
低能量食物	蔬菜类	不富含淀粉的蔬菜、菌菇、海藻	68	26	6

拿到这个表，很多患者还是不会用，甚至会有些误用。比如说，看到谷类中糖类、蛋白质、脂肪的比例是90：10：0，就误认为米饭中，含90%的糖类（碳水化合物）和10%的蛋白质，那100克米饭中就有90克糖类（碳水化合物）和10克蛋白质，能提供400千卡能量。我的患者就问我："二两饭的能量就够一天三分之一的了，那我一天三顿饭，吃三碗饭就够了，还吃不吃别的了？"

当然不能这样计算，表中介绍的只是三大产能营养素之间的比例，米饭中除了糖类（碳水化合物）、蛋白质和脂肪，还有水、膳食纤维等，这些是不提供能量的，所以二两饭提供不了那么多能量，还是可以吃别的食物的。

还有一个常见的误区，就是认为一类食物都是完全一样的，比如有的患者见瘦肉和豆制品在一类，就认为这两种食物是相同的，吃一两猪肉就等于吃一两豆腐。这肯定是不行的，豆腐里水分和膳食纤维的含量可比猪肉高多了，同样重量的豆腐能提供的能量相当于猪里脊肉的一半，也就是说吃二两豆腐，才相当于吃了一两肉。

解释了这么多，各位读者可能都被我说糊涂了，觉得看这个表还有这么多限制，那有什么用啊？其实，这个表最大的价值在于让您了解我们日常吃的食物都是如何归类的，比如马铃薯和馒头是一类，和水果是一大类，这与我们的常识可能有所不同，掌握了食物的分类方法，就为食物交换打下了基础，真正吃的时候，要用我们下面介绍的食物交换份法，非常简便实用。

● 食物按份吃

为了便于患者控制能量摄入，我们采取了化整为零的做法，把能提供90千卡能量的食物作为一份，每天吃够相应的份数就可以了。比如上面列举的那位女性痛风患者，每天需要1375千卡能量，1375÷90≈15，她每天吃15份食物就够了。那一份食物是多少呢？半碗米饭，一根香蕉，半根香肠，一个鸡蛋，都是一份。更多常见食物可以参考下表：

食物种类	食物名称	一份重量（克）
谷类	生米	25
	面粉	25
	米饭	65
	馒头	35
	白面包	35
	生面条	35

续表

食物种类	食物名称	一份重量（克）
水果类	红薯	100
	香蕉	150
	西瓜	500
	苹果	200
瘦肉类	鸡蛋	60
	里脊肉	50
	草鱼	80
	北豆腐	100
	瘦肉香肠	25
	豆腐干	50
	白切鸡胸肉	50
乳类	牛奶	180
油脂类	植物油	10
	花生仁	15
蔬菜类	油菜	500
	黄瓜	500
	西红柿	500
	白菜	500

　　还拿这位女性痛风患者举例，她知道自己一天应该摄入1375千卡能量，吃15份食物，那这15份食物都吃什么呢？下面我们就一起来看看不同能量要求的饮食中各类食物交换份的分配。

能量 （千卡）	谷类 （份）	水果类 （份）	瘦肉类 （份）	乳类 （份）	油脂类 （份）	蔬菜类 （份）	合计 （份）
1000	5	0.5	2	1.5	1	1	11
1200	6.5	0.5	2.5	1.5	1.5	1	13.5
1400	7.5	1	3	1.5	1.5	1	15.5
1600	9	1	3.5	2	1.5	1	18
1800	10.5	1	3.5	2	2	1	20
2000	12.5	1	4	2	2	1	22.5
2200	14.5	1	4	2	2	1	24.5
2400	16.5	1	4.5	2	2	1	27

这位患者要保证每天的饮食结构按照表中的建议来分配，但具体每类食物吃什么，可以自由交换。比如，她一天应该吃2.5份瘦肉类，那可以选择125克里脊肉，也可以选择200克草鱼，或者想吃得丰富些，50克里脊肉加上80克草鱼，再来50克豆腐，都是可以的。

● **三餐巧分配**

刚才讲了能量与食物交换份的计算原则，痛风患者计算出自己每天需要多少能量，也知道了这些能量相当于多少份食物，还了解了这些份应该如何分配给各类食物，那理论知识就储备得差不多了，该实践了。

我们一日三餐，一般早餐的能量摄入占1/5，午餐和晚餐各占2/5。还拿那位女性患者举例，她每天应该吃15份食物，那就早餐吃3份，午餐和晚餐各吃6份。各类食物如何分配，具体又吃些什么呢？大家不妨一起来看看我给她推荐的食谱。

这位患者早餐可以吃半个馒头，一个鸡蛋，喝一杯牛奶；午餐主食吃一小碗面条，再来一块红薯，菜可以选择西芹牛肉丝；下午可以吃个苹果当作加餐；晚上回家吃一碗米饭，配上西蓝花烹虾。

具体的食物摄入量和对应的份数，可以参照下表：

餐次	总份数	食物种类	具体食物	食用量（克）	每份重量（克）	份数
早餐	3.5	谷类	馒头	35	35	1
		瘦肉类	鸡蛋	60	60	1
		乳类	牛奶	270	180	1.5
午餐	6	谷类	面条	90	35	2.5
			红薯	100	100	1
		瘦肉类	牛肉	50	50	1
		油脂类	植物油	10	10	1
		蔬菜类	芹菜	250	500	0.5
加餐	1	水果类	苹果	200	200	1
晚餐	4.5	谷类	米饭	200	65	3
		瘦肉类	虾	40	80	0.5
		油脂类	植物油	5	10	0.5
		蔬菜类	西蓝花	250	500	0.5

当然，这只是一个例子，各位读者可以灵活安排自己的饮食，把握好大原则，小细节可以随意调整。

● **医生提示**

　　对于上班族来说，每天的饮食控制可能做不到十分精细，那就每天尽量按照痛风要求的饮食结构吃饭，并以周为单位，在周末"查漏补缺"进行调整。

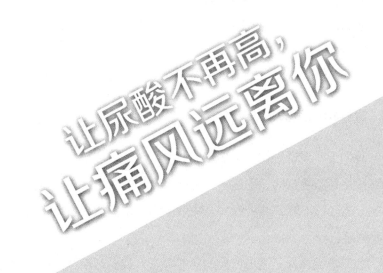

低嘌呤饮食

既然痛风是一种嘌呤代谢障碍性疾病，那么，我们就要想办法让体内的嘌呤少一点。内源性嘌呤虽然占2/3，但它的产生我们不好控制，我们能掌握的，还是外源性嘌呤，虽然只占较小一部分，但控制得当，对痛风病情的缓解还是非常重要的。

● 营养均衡是关键

我们上一章说忌口，提到了痛风患者不能吃高嘌呤饮食，也告诉了大家哪些是高嘌呤食物，那是不是说痛风患者的饮食中只要避开这些就可以了呢？还远远不够，或者说，一味只强调忌口的饮食方式是有失偏颇的，并不科学。

我们吃饭是为了满足自身的营养需求，我们对糖类（碳水化合物）、蛋白质、脂肪、维生素、矿物质、膳食纤维和水这七大营养素的需求是有一定比例的，落实到各类食物中，就组成了我们的膳食结构，直观上也就是我们看到的"膳食宝塔"。正常人每天的生理活动需要这些营养素，痛风患者同样需要。

　　对于痛风患者来说，饮食的结构与正常人差异不大，大体上仍然可以参考"膳食宝塔"来搭配我们的日常饮食。只不过，考虑到痛风特殊的饮食禁忌，以及痛风患者每天所需的能量要求，要在量和小的种类上有所调整。

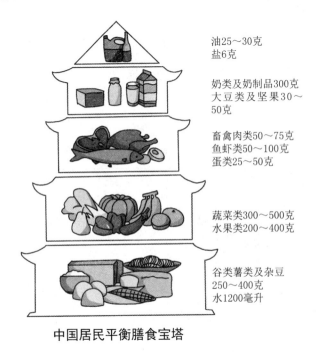

油25～30克
盐6克

奶类及奶制品300克
大豆类及坚果30～50克

畜禽肉类50～75克
鱼虾类50～100克
蛋类25～50克

蔬菜类300～500克
水果类200～400克

谷类薯类及杂豆250～400克
水1200毫升

中国居民平衡膳食宝塔

　　上一节介绍了痛风患者如何计算每日所需能量，在这些能量中，55%～65%要由糖类（碳水化合物）提供，20%要由蛋白质提供，由脂肪提供的占20%～25%。对应起来，主食、肉蛋奶、食用油都要吃，只不过比例要注意。另外，痛风患者也需要摄入必要的维生素、矿物质，那么蔬菜、水果就不能少了。还有一种营养素叫膳食纤维，它不提供能量，却能增加饱腹感，有利于通便，这对需要减肥的痛风患者来说可是太有用了，一定要适当多吃。那膳食纤维从哪来？大部分植物性食物都有，蔬菜、水果里更多。

　　这样一分析，看看上图中的"膳食宝塔"，痛风患者正应该这样吃，以主食（以提供糖类为主的食物）为基础，大口吃菜，小口吃肉，喝点奶，少加油、盐，营养均衡了，对控制病情也有利。

● 低嘌呤食物有哪些

上一章我们讲了痛风患者需要忌口的"雷区"食物，那可以放心吃的"安全区"食物有哪些呢？所谓安全的食物，就是每100克可食部嘌呤含量低于25毫克的低嘌呤食物，这些食物对血尿酸的影响很小，适宜痛风患者日常食用。

常见低嘌呤食物一览表（以100克可食部计算）

食物名称	嘌呤含量（毫克）	食物名称	嘌呤含量（毫克）	食物名称	嘌呤含量（毫克）
鸡蛋	1	姜	5	猪血	12
苹果	1	葡萄干	5	圆白菜	12
梨	1	马铃薯	6	芥菜	12
西瓜	1	小米	6	白菜	13
香蕉	1	西葫芦	7	黄瓜	15
桃	1	萝卜	8	奶粉	16
牛奶	1	胡萝卜	9	面粉	17
橙子	2	红枣	8	空心菜	18
橘子	2	蒜	9	糯米	18
红薯	2	青椒	9	大米	18
南瓜	3	木耳	9	芥蓝	19
冬瓜	3	海蜇	9	菜花	20
蜂蜜	3	玉米	9	糙米	22
洋葱	4	芹菜	10	燕麦片	24
番茄	4	苦瓜	11	瓜子	25
葱	5	丝瓜	11	韭菜	25

依照惯例，我们再给这些低嘌呤食物归归类。

第一类，水果。几乎所有的水果都是低嘌呤食物，痛风患者可以随意选择，放心吃。

第二类，蔬菜。除茼蒿及豆荚类等少数蔬菜外，大部分蔬菜都是低嘌呤食物，而且蔬菜富含膳食纤维，能量却很低，非常适合痛风患者食用。

第三类，主食。谷物（米、面）及其制品、薯类（马铃薯、红薯、芋头等）都是低嘌呤食物，也是糖类（碳水化合物）的主要来源，痛风患者每日所需能量应主要来自这些食物。

第四类，奶及奶制品。牛奶、酸奶、奶粉、奶酪等都是低嘌呤食物，而且对补充蛋白质和钙质有益，唯一的缺点就是能量相对较高，痛风患者可适量食用。

第五类，蛋和动物血。无论鸡蛋、鸭蛋还是鹌鹑蛋，猪血、鸡血还是鸭血，都是低嘌呤食物。这两种食物是非常宝贵的，因为它们既能为人体提供必要的优质蛋白质，又不会影响血尿酸，在痛风患者的营养配餐中，这两种食物的作用十分关键。

除了以上这些可以随意安排的食物外，还有一些食物的嘌呤含量较低（每100克可食部嘌呤含量25～50毫克），在饮食中可适当选用。比如扁豆、蘑菇、杏仁、枸杞、茼蒿、栗子、莲子、海藻等。

了解了这些"安全区"食物，痛风患者在饮食安排上，就可以在这个范围内换着花样吃，尽可能做到饮食均衡。

● **痛风的不同阶段，饮食方案也要调整**

痛风是一种终身疾病，饮食控制也是一个长期的过程，在漫长的时间里，饮食方案不可能一成不变，随着疾病情况的不同，饮食方案也应有所调整。

一般来说，饮食方案大致分为三种情况。

第一，急性发作期。这时候的"政策"非常严格。饮食只选择低嘌呤（每100克可食部嘌呤含量低于25毫克）食物，除此之外的其他食物都禁止食用。这种严格忌口的饮食一直要持续到痛风性关节炎症状完全缓解为止。

第二，高尿酸血症状态。这时候，"政策"有所放松，饮食选择上仍以低嘌呤食物为主，但允许患者吃一些中等嘌呤含量（每100克可食部嘌呤含量25～150毫克）的食物，而高嘌呤（每100克可食部嘌呤含量大于150毫克）食物仍旧是禁止的。

第三，长期缓解期，血尿酸正常。有一些患者，病情控制得非常好，痛风长期没有发作，血尿酸水平也正常，那么对于这类患者，"政策"会进一步放松，甚至高嘌呤食物也可以解禁了。但要注意，解禁并不是说随便吃，还是要严格控制的，浅尝辄止，解解馋就好，日常饮食结构还是应以低嘌呤食物为主，中等嘌呤食物限量。

这样，饮食原则该严的时候严，是为了更好地控制病情；该松的时候松，是为了身体更全面地获取营养。

● 科学选择蛋白质，不用全素斋

在临床上，经常遇到患者和我抱怨吃得太素的问题。有一位患者就对我说："大夫，自从得了痛风，我这天天吃素，都快成和尚了。"我看看他的化验单，对他说："谁说痛风患者要吃素了，鸡蛋、牛奶、猪血，都是低嘌呤的食物啊，而且你最近控制得不错啊，可以吃点肉。"听我说能吃肉，患者很高兴，但还是有点顾虑，"大夫，会不会一吃肉我这尿酸又上去了呀？"

这位患者的疑问也是临床上很多患者的顾虑，想吃肉，又害怕。其实，刚才讲了，不处于急性期的患者是可以吃一些中等嘌呤含量食物的，只是要限量，而大部分肉类都属于中等嘌呤含量的食物。而且，肉类是蛋白质的主要来源，而蛋白质对人体的生理功能又是必不可少的。人体细胞的骨架结构就是蛋白质，身体里的酶和一部分激素也是蛋白质，可以说，人体的结构构成和功能运行都离不开蛋白质的参与。我们每天必须保证适量的蛋白质摄入。

从食物中摄入的蛋白质，分为植物性蛋白质和动物性蛋白质两类。植物性蛋白质的氨基酸组成与人体需要符合度较差，不太适合人体利用，而动物性蛋白质的氨基酸组成完全符合人体需要，属于优质蛋白。所以，痛风患者也有必要吃一些动物性食品，保证优质蛋白的摄入。

在对食物的选择上，鸡蛋、牛奶和动物血制品是上选，因为这些食物既含有丰富的优质蛋白，嘌呤含量又非常低，是最适合各期痛风患者的。禽畜肉、某些淡水鱼肉是中选，这些食物的嘌呤含量中等，处于缓解期的痛风患者可以适量选用，能为身体补充优质蛋白，对血尿酸的影响也不会太大。海鲜、动物内脏等高嘌呤食物是下选，不适合痛风患者，这些食物所含嘌呤含量太高，对痛风患者的病情极为不利。

掌握了这些原则，痛风患者就再不必为"全素斋"而烦恼了，鸡蛋和牛奶天天可以吃，只要病情允许，肉也是可以吃的。

● 烹饪方法对了，食物中的嘌呤就少了

吃得美味又健康，这是每个人的愿望，但有的时候，两者会不可兼得。比如对于痛风患者来说，既渴望肉类的美味，又害怕其中的嘌呤对身体的危害，真是头痛至极。其实，很多时候，想要美味与健康兼得，是需要我们花些心思，想些办法的。

肉里面的嘌呤高，那我们就想办法把它们去除一些，这样，既吃到了

美味，又无损于健康。前面说了，痛风患者不适合饮用"老火靓汤"，因为嘌呤易溶于水，汤里面的嘌呤含量比肉里还高。现在，我们可以运用逆向思维，如果先把肉煮一煮，那嘌呤就都跑到水里面了，把这些水倒掉，再用煮过的肉来做菜，那里面的嘌呤不就少多了嘛。

我们还可以举一反三，焯水法不仅适用于肉类，一些嘌呤含量较高的蔬菜，比如茼蒿、扁豆，同样可以采用这种方法，先过水，捞出再炒菜。

在烹调中用上这些小心思，痛风患者不仅能吃到美味，而且饮食更健康，身体的负担更小。

选择碱性食物

● 碱性食物有利于尿酸排出

我们前面讲了，血液中的尿酸含量取决于它的来源（生成的嘌呤）和去路（经尿和粪便排泄）的比例。要想降低血尿酸水平，就要"节源"（限制嘌呤摄入）和"开流"（促进尿酸排泄）。这一章前面讲了很多，限制总能量也好，低嘌呤饮食也罢，都是关于"节源"的，那"开流"我们有什么办法呢？

前面的章节讲了，尿酸主要经肾从尿中排泄，而尿中能溶解的尿酸多少与尿液的pH值密切相关。尿液偏碱性，则溶解的尿酸多；尿液偏酸性，则溶解的尿酸少。所以，我们要想"开流"，促进尿酸的排出，就要想办法碱化尿液。

有什么办法能使尿液碱化呢？还得靠吃。我们所食用的食物进入人体后被消化吸收，能够解离出各种离子，其中一些离子会使尿液呈碱性，而另外一些则会使尿液呈酸性。我们要想使尿酸排泄增加，就要多吃那些能碱化尿液的碱性食物。

● 酸性食物与碱性食物，不是靠味道区分的

听说要碱化尿液，就有患者问我："大夫，我以后是不是不能吃水果了？"我就很奇怪，问他："为什么呀？"那位患者就说："水果好多都是酸的，我不是应该吃碱性食物吗？"听了这话，我就知道很多患者对酸性食物和碱性食物的认识还存在误区。

是有一些水果很酸，最极端的例子就是柠檬，那简直酸得不得了，但柠檬却是地地道道的碱性食物。其实，划分酸性食物和碱性食物的依据，并不是味道，也不是直接测定食物的pH值，而是要看这种食物被消化吸收后在人体内的表现。

每种食物中都会含有一定量的矿物质，也就是我们常说的钙、铁、锌、硒等，这些矿物质进入人体后，会表现出一定的酸碱性，从而影响排泄物，也就是尿液的酸碱性。钾、钠、钙、镁、铁这些金属离子进入人体后呈碱性，如果某种食物中这些元素占优势，那么它就是碱性食物；而磷、氯、硫这些非金属离子进入人体后呈酸性，如果某种食物中这些元素占优势，那么它就是酸性食物。

● 碱性食物有哪些

长期食用碱性食物，能使尿液的pH值升高，溶解其中的尿酸增多，有利于尿酸的排泄、血尿酸水平的降低，是非常适合痛风患者的。但前面说了，食物的酸碱性不能靠尝味道来判断，那我们怎么知道哪些食物是碱性食物呢？

别急，我把常见食物的酸碱性给大家总结了一下，我们一起来看看下

面这个表。

分类	食物举例
强碱性食物	芋头、白菜、黄瓜、胡萝卜、圆白菜、生菜、海带、柿子、柑橘类水果、西瓜、葡萄、栗子、茶、咖啡、葡萄酒
弱碱性食物	大豆、豆腐、绿豆、马铃薯、南瓜、莲藕、竹笋、油菜、芹菜、洋葱、茄子、萝卜、香菇、口蘑、苹果、梨、香蕉、樱桃、牛奶
弱酸性食物	荞麦、火腿、鸡蛋、龙虾、鱿鱼、鳗鱼、淡水鱼、葱、巧克力
强酸性食物	大米、面粉、猪肉、牛肉、鸡肉、金枪鱼、牡蛎、比目鱼、奶酪、花生、核桃、糖果、啤酒、白酒

从上面的表中我们可以看出，蔬菜和水果基本都是碱性的，而肉类和主食则基本都是酸性的，所以痛风患者在日常饮食中，一定要注意蔬菜和水果的摄入，帮助尿酸排出。

● 医生提示

豆类、菌菇类虽然是碱性食物，但其中含有嘌呤较高，痛风患者不宜多吃。薯类（马铃薯、芋头等）都是碱性食物，适合痛风患者作为主食食用。

多喝水

● 多喝水，能够促进尿酸排泄，防止结石形成

对于我的每位患者，只要他肾功能正常，我就会嘱咐他多喝水，因为喝水对于痛风患者来说太重要了。

前一节我们讲到了降低血尿酸的"开流"问题。碱化尿液是一种非常聪明的"开流"方法，能让尿中溶解的尿酸增多，每一次排尿排出的尿酸更多。除此之外，还有一种笨办法，那就是多喝水，勤上厕所，这样排尿的次数增加了，就算每次排出尿酸的量不是那么大，但总量肯定是多的。

除了能促进尿酸排泄，大量饮水还是对尿道的冲刷，相当于总给尿道做清洁。流水不腐户枢不蠹的道理大家都懂，尿路中的水经常流动，没有"死水"长时间窝着，那尿中的溶质就不容易析出，或是刚析出就被冲走了，结石也就无从形成。因为痛风患者血尿酸水平偏高，非常容易形成尿路结石，所以大量饮水是能够起到相当大的预防，甚至治疗作用的。可以说，多喝水不仅是一种饮食方式，更是一个医疗"处方"。

另外，多喝水可以稀释血液，降低血黏度，对预防心脑血管并发症也是非常有好处的。

● 痛风患者每天要喝2000毫升水

通过前面的介绍，大家都了解痛风患者多喝水的重要性了，那一天喝多少水合适呢？我们都听说过人一天要喝八杯水的说法，一杯水大约200毫升，八杯水就是1600毫升，也就是说，正常人一天也要喝1600毫升水才好。对于痛风患者来说，饮水量要比正常人更大，一天喝2000～2500毫升比较好，再多也就没有必要了。

虽说每天这2000毫升水可以看作一个"处方"，但喝水不同于吃药，不能说我早午晚各喝一次，每次700毫升，而是要分批分拨喝，每次100～200毫升，在一天中匀开了把这些水喝下去，这样排泄尿酸和保护尿路的效果才好。

至于适合痛风患者饮用的水，白开水最好，经济实惠效果好，如果有条件也可以喝苏打水，同时可以碱化尿液，对痛风患者更有利。

我有一些患者，喝水特发愁，白开水怎么也喝不下去，问我能不能喝点饮料。其实大部分饮料都是低嘌呤的，对于尿酸的影响倒不大，但是饮料大多含糖量很高，对控制总能量不利，所以并不是很建议痛风患者喝饮料。

如果实在嫌白开水没味，可以喝点淡茶水或者咖啡。不添加糖的果蔬汁也是可以的，但因为其能量较高，最好兑水饮用。总之，我们需要的还是水，让水里有点味儿，能喝下去就行了。还有，要注意，含有酒精的饮料一定不能喝。

● **医生提示**

痛风患者要多饮水，但有一些小细节需要注意。

①不要等口渴了再喝水。口渴时体内已经缺水，血液和尿液处于浓缩状态，尿酸的危害很可能已经开始了。

②饮水应安排在两餐中间，饭前不宜大量饮水。饭前大量饮水会稀释消化液，不利于食物的消化吸收。

③早晨醒来和临睡前应该喝一杯水。经过一夜没有饮水，机体处于相对缺水状态，清晨应该及时补充水分，同样，为了避免夜间尿液过分浓缩，也应该适当饮水。

第五章

痛风患者自我管理法3

吃对食物， 尿酸不高：每个痛风患者都承担着家庭的希望与未来，应合理安排食谱。

主食，痛风患者能量的主要来源

　　主食，顾名思义，就是人最主要的食物，食用量最大，起到填饱肚子的作用。对普通人如此，对痛风患者更是如此。因为主食是以糖类（碳水化合物）为主的食物，所以非常适合痛风患者，每天由主食提供的能量要占总能量的一半以上。

　　上一章我们讲了痛风患者需要根据每日所需能量，食用相应的食物份，假设一位患者每天需要20份食物，那么主食就要至少占10份。

● 痛风患者应尽量避免食用精加工主食

　　虽然主食基本都属于低嘌呤食物，在选择上限制不多，爱吃米饭、馒头、面条都不是问题，但还是有一些主食不太适合痛风患者，在选择时要加以注意。

　　比如，很多人爱吃饼干。我有一位患者就是这样，她是一位中学教师，平时工作很忙，对自己的健康也不是太在意。因为血尿酸高来找我看病时，我发现她体重超标太多了，属于肥胖状态。我就对这位患者说，你一定要减肥，这是治疗你的病的基础。这位患者也答应得好好的，结果过一个月来复诊时，我发现她更胖了。我就问她，你是不是没听我的话，没好好减肥啊。这位患者说，不是，我很认真地减肥了，每顿都吃得很少，还是胖。我觉得不应该，就问她两餐中间有没有吃东西。她想了想，说吃了饼干，因为饿得厉害，又要上课，所以就吃几块饼干垫一垫肚子。

这下我就明白了，这位患者的问题就出在饼干上。饼干虽然嘌呤含量不高，但我们可以看看它包装上的配料表，能量、脂肪、糖全都"爆表"，大大超出人体所需。而且，饼干非常干，能量密度非常高。所以这位患者觉得只是垫垫肚子，实际上已经摄入很多能量了，她正餐少吃的饭全白费了。

像饼干这一类精加工的主食，大多具有高能量、高油、高糖的特点，对于控制每日总能量摄入是非常不利的，痛风患者尽量不要选择。除饼干外，蛋糕、点心、面包、方便面等都非常不适合痛风患者，偶尔吃一次可以，天天拿这些食物当主食吃是不合适的。

● 痛风患者宜多吃薯类

在我们中国人的传统观念中，红薯、马铃薯、芋头这些属于蔬菜。尤其是马铃薯（土豆），很多人都把醋熘土豆丝当作一道下饭菜。其实在营养学中，这些薯类蔬菜的淀粉含量丰富，主要为人体提供糖类（碳水化合物），是归为主食的。如果您某顿饭吃的是醋熘土豆丝配米饭，那实际上，这一顿只吃了主食，并没吃菜。

我这么说没有贬损薯类的意思，相反，虽然它们作为蔬菜不那么称职，但是作为主食，它们对人体可是相当有益处的。

通过前面的介绍我们知道，痛风患者要多吃碱性食物，而大部分主食，米饭也好，馒头也罢，都是酸性食物，它们虽然嘌呤不高，没给身体增加负担，但也没对促进尿酸排泄做出贡献。薯类就不同了，马铃薯、红薯和芋头，都是碱性食物，不仅自身嘌呤含量低，还能促进体内尿酸的排出，可以说是最适合痛风患者的食物了。

　　而且，薯类的能量密度低于谷类主食，用它们代替等量的米饭、馒头还有助于减肥。如此看来，薯类真是专为痛风患者设计的主食啊。

● 适合痛风患者的主食推荐

【名称】大米

【嘌呤含量】18毫克/100克可食部（低嘌呤）

【推荐理由】看家主食，制作方便，适合搭配各种菜肴。

【食谱举例】白米饭

材料：大米适量

做法：

大米加适量水，放入电饭锅内，按煮饭键至煮熟即可。

【名称】红薯

【嘌呤含量】2毫克/100克可食部（低嘌呤）

【推荐理由】碱性食物，能量低于大米，香甜味美。

【食谱举例】烤红薯

材料：中等大小的红薯若干

做法：

1.烤箱预热10分钟。

2.红薯洗净，擦干。

3.将红薯放入烤箱，上下火，200摄氏度，烤1～1.5小时。

【**名称**】玉米

【**嘌呤含量**】9毫克/100克可食部（低嘌呤）

【**推荐理由**】能量密度低，富含膳食纤维，能够促进排便，有利于痛风患者减肥。

【**食谱举例**】煮玉米

材料：玉米若干

做法：

1. 玉米剥去外皮，玉米棒与玉米衣一起洗净。

2. 将玉米棒与玉米衣一起放入锅中，加水没过玉米，煮40分钟左右，煮熟即可。

【**名称**】糯米

【**嘌呤含量**】18毫克/100克可食部（低嘌呤）

【**推荐理由**】口感软糯，适合制作花样主食，能丰富餐桌，为痛风患者换换口味。

【**食谱举例**】粽子

材料：糯米、红枣适量，粽叶若干

做法：

1. 糯米洗净，用清水浸泡4小时。

2. 红枣洗净，去核。

3. 将粽叶弯成杯状，放入糯米，填入红枣，稍微灌水压实，包好粽叶，用线绳系紧。

4. 上锅蒸1小时左右，蒸熟即可。

【**点评**】红枣和糯米都是低嘌呤食材。红枣富含糖分，与糯米搭配在一起，有天然的香甜味，不需要再额外加糖，不增加能量负担，非常适合痛风患者。但要注意，糯米不好消化，食用时要适量。

【名称】燕麦片

【嘌呤含量】24毫克/100克可食部（低嘌呤）

【推荐理由】方便速食，口感独特，富含多种维生素、矿物质及膳食纤维。

【食谱举例】燕麦蛋羹

材料：速食燕麦片1汤勺，鸡蛋2个，味精1克，葱、香菜、香油少许

做法：

1. 香菜、葱洗净，切成细末备用。

2. 将速食燕麦片倒入碗中，加入半杯沸水，搅匀，成浓稠糊状，再加半杯凉水，搅拌均匀。

3. 将鸡蛋打入速食燕麦片碗中，加入味精，搅拌均匀。

4. 蒸锅中放水，水开后，放入燕麦片鸡蛋蒸8分钟。

5. 取出，撒上小菜、葱末，淋上香油即可。

【点评】这是一道复合主食，同是低嘌呤的燕麦片搭配鸡蛋，既能提供糖类（碳水化合物），又能提供蛋白质，营养比较全面，而且制作简便，非常适合上班族痛风患者早餐或晚餐食用。

蔬菜——痛风患者食谱的"主旋律"

　　对于痛风患者来说，虽然主食提供的能量占大头，但要论食用量，最多的应该是蔬菜。痛风患者与正常人一样，每天应该吃一份蔬菜。听起来好像不多，肉类还得三四份呢，蔬菜才一份。但一份和一份不一样，肉类的一份也就几十克，比如我们前面介绍的猪里脊，一份是50克（1两），蔬菜这一份可是整整500克（1斤）。

● 蔬菜"双低"，吃什么都好

　　痛风患者要想吃饱，吃出花样，吃出美味，就要多在蔬菜上下功夫。因为蔬菜一般都是"双低"食物，即嘌呤低、能量低。量大管饱占肚子，能提供大量维生素、矿物质，对身体代谢却不产生负担，真是天然健康的食物。

　　我们说痛风患者吃饭要讲究，对于吃菜，心情却可以放松一些。除了一些淀粉含量高的蔬菜（土豆、山药、藕、胡萝卜等）和一些嘌呤含量较高的蔬菜（豆荚类、菌菇类）要注意食用量，其他的，尽可以放开肚皮吃。

　　每天早、午、晚餐都应该有蔬菜的身影，如果早晨太忙，来不及吃，午餐和晚餐也必须保证蔬菜的摄入，尤其是晚上，蔬菜更是应该唱主角。

● 要用凉拌、蒸煮的方式烹调蔬菜

　　我们说蔬菜具有诸多优点，高维生素、高膳食纤维、低脂肪、低嘌呤，这些都是用生的蔬菜测量的，蔬菜做熟了，膳食纤维还是高的，嘌呤还是低的，另外两项可能就要发生变化了。

　　我有一位患者，体重超重，不光有痛风，还有高脂血症，我就告诉他，你一定要控制能量摄入，按照每日所需的食物份来吃。可是几个月过去了，这位患者的体重和血脂都没有改善，而且脸色不好，出现了一些缺乏维生素的表现。

　　我就问他："你是不是没按我说的控制饮食啊？"患者很委屈地说："大夫，我吃得可素了，基本不吃肉。"我就奇怪了，又问他："那你平时都吃什么菜啊？"患者想了想，对我说："我爱吃茄子、红烧茄子，地三鲜什么的。"我一听，明白他的问题出在哪了。

　　茄子本来是很有营养的，能量也不高，但会做饭的朋友都知道，茄子"吃油"，"茄子菜"往往需要油炸，这样才香。茄子经过高温烹调，维生素会有所损失，尤其是一些容易遭到破坏的维生素，比如维生素C，含量下降很多。另外，我们吃素菜，就是看中它低能量的特点，放在油中这么一炸，茄子里浸满了油，那能量也就大幅度增高了。这位患者喜欢吃这样的菜，血脂和体重怎么能控制得好呢？

　　为了保持蔬菜"淳朴"的本色，我们一般建议，适合生吃的蔬菜，尽量生吃，少放点调料拌一拌，点几滴香油就可以了，既最大限度地保留了蔬菜中的营养成分，又低脂健康。不适合生吃的蔬菜，可以采用蒸煮的烹调方式，用油也比较少；像胡萝卜、番茄这样的蔬菜，还可以和肉类一起炖，既不用额外放油，又香，又有利于脂溶性维生素的吸收。

● 草酸含量高的蔬菜要焯过再吃

通过前面的介绍我们知道，当体内尿酸浓度过高时，尿酸盐结晶会析出，在尿道容易形成结石。其实，在肾结石中，最常见的并不是尿酸性结石，而是另一种酸导致的结石，那就是草酸。

草酸主要来自于饮食，很多蔬菜、水果里都含有草酸。其中，菠菜、苋菜和各种野菜含量最高。如果一种蔬菜我们吃起来有些涩，那就是其中的草酸含量较高的缘故。

因为痛风患者患上肾结石的危险性本身就比较高，如果再摄入大量草酸，危险性会更高，所以在饮食中，应尽量避开草酸。这是不是说痛风患者不能吃菠菜了呢？不是。只要在烹调之前将菠菜焯水，就可以去除大部分草酸，再吃，就没有问题了。

● 适合痛风患者的蔬菜推荐

【名称】白菜

【嘌呤含量】13毫克/100克可食部（低嘌呤）

【推荐理由】看家菜，大众口味，做法多样；属于十字花科蔬菜，还有一定防癌抗癌的功效。

【食谱举例】醋熘白菜

材料：白菜500克，葱、蒜、姜、干辣椒、花椒、醋、糖、酱油、淀粉各适量

做法：

1. 白菜洗净，斜切成薄片。

2. 醋、糖、酱油、淀粉加少许水调成糖醋汁。

3. 锅中放适量油，烧热，放入花椒，炒香后捞出；再放入葱、姜、蒜、干辣椒炒香。

4. 放入白菜，翻炒至白菜帮变软。

5. 加入糖醋汁，裹匀即可。

【点评】在东北，冬天家家户户都会备上一两棵大白菜，晚上不知道吃什么的时候，做个醋熘白菜，又快，又有滋味。

【名称】番茄

【嘌呤含量】4毫克/100克可食部（低嘌呤）

【推荐理由】富含维生素C、番茄红素、钾，甜酸味美，生吃熟吃两相宜。

【食谱举例】番茄炒蛋

材料：番茄500克，鸡蛋2个，盐、糖各适量

做法：

1. 番茄洗净，去蒂，切成小块；鸡蛋打入碗中，搅匀。

2. 锅中放适量油，油热后放入鸡蛋，炒熟后盛出备用。

3. 锅中放一点点油，放入番茄，加入糖、盐，炒至番茄熟软。

4. 放入鸡蛋，炒匀即可。

【点评】番茄鸡蛋是一道人人都会做的家常菜，也是营养搭配十分合理的美食。番茄和鸡蛋同为低嘌呤食物，一荤一素，能提供丰富的蛋白质和糖类（碳水化合物），非常适合痛风患者食用。另外，番茄与鸡蛋一起炒，其中的番茄红素也能很好地被人体吸收。

【名称】青椒

【嘌呤含量】9毫克/100克可食部（低嘌呤）

【推荐理由】维生素C含量非常高，有辣味，凉拌或炒菜都非常下饭。

【食谱举例】老虎菜

材料：青椒2根，洋葱半个，黄瓜1根，香菜1小把，生抽、醋、香油、糖各适量

做法：

1.青椒、黄瓜、洋葱洗净，切细丝；香菜洗净，去根，切段。

2.生抽、醋、糖以1∶1∶1的比例调成料汁。

3.取一个容器，放入青椒丝、黄瓜丝、洋葱丝，倒入料汁，撒上香菜，淋上香油即可。

【点评】青椒中的维生素C含量比猕猴桃还要高，这道菜采用凉拌的做法，避免了维生素C的损失，搭配具有消脂作用的洋葱，以及口感清爽的黄瓜，是一道非常适合夏天食用的清新开胃小菜。

【名称】苦瓜

【嘌呤含量】11毫克/100克可食部（低嘌呤）

【推荐理由】含有苦瓜皂苷，能够帮助痛风患者调节血糖、血脂，控制并发症。

【食谱举例】苦瓜炒肉

材料：苦瓜500克，猪里脊肉100克，酱油、糖各适量

做法：

1.苦瓜洗净，去瓤，切片；猪里脊肉洗净，切丝。

2.热锅凉油，下肉丝，炒至变色，捞出备用。

3.锅中留底油，放入苦瓜，翻炒至变软。

4. 放入肉丝，加入糖、酱油，翻炒至苦瓜熟软即可。

【点评】苦瓜对于调节血糖、血脂都有好处，也有一定的抗癌效果。这道菜中加入了少量猪肉，能够很好地改善苦瓜的口味，适合痛风缓解期的患者，如果是急性期患者，可以不放肉，做成清炒苦瓜。

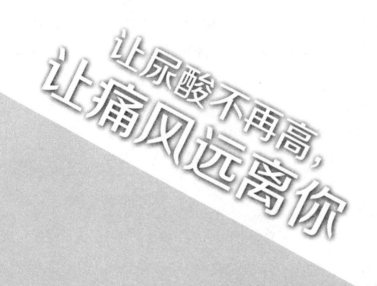

肉蛋奶——为痛风患者补充必要的蛋白质

在痛风患者的食谱中，主食和蔬菜无论从质还是量上，都占了"大半江山"，但无论如何，它们不能成为饮食的全部。主食与蔬菜虽然具有嘌呤含量低等诸多好处，但它们也有一个很重要的缺点，那就是蛋白质含量低，不含有优质蛋白。

前面讲过，蛋白质对于人体是非常重要的，无论是人体的结构还是功能，都离不开蛋白质的参与，没有蛋白质，我们就活不下去。然而，蛋白质含量高的食物，一般都是嘌呤含量也相对高的食物，这是客观存在的矛盾，无法避免。但我们不能因此就不吃这样富含蛋白质的食物了。除急性发作时需要严格忌口，痛风患者平时是可以吃肉的，而且也应该吃肉，只是一定要控制好量。

● **对动物性食物的选择要根据嘌呤含量采取不同的策略**

动物性食物，也就是我们平时所说的肉、蛋、奶等，都能为人体提供优质蛋白。痛风患者在选择这类食物时，要通盘考虑，从宏观上权衡利弊。对待不同类型的食物，策略也是不一样的。

第一类，低嘌呤（小于25毫克/100克可食部）动物性食物。鸡蛋、动物血制品、牛奶和奶制品都属于此类。这些食物简直就是上天给痛风患者的恩赐，每天的食谱应围绕这些食物多下工夫。一般来说，每位痛风患者每天需要吃三四份瘦肉类食物，鸡蛋和动物血制品可以占一半，另外，还应该每天喝一杯牛奶或酸奶。

第二类，中嘌呤（25～150毫克/100克可食部）动物性食物。这是动物性食品的"大部队"。禽畜肉类和大部分淡水鱼都属于此类。这些食物的嘌呤含量有高有低，有些患者在安排食谱时过于斤斤计较，会尽量选择嘌呤含量较低的食物，而尽量不碰嘌呤含量相对较高的。其实，没有这个必要。在痛风缓解期，可以适当吃这类食物，因为食用量有限，所以那一点嘌呤含量的差别对人体的影响是很小的，只要总量控制好，吃哪种都是可以的。

第三类，高嘌呤（大于150毫克/100克可食部）动物性食物。动物内脏和大部分海鲜都属于此类。没什么可说，这就是需要忌口的食物了。除了少数痛风长期缓解、血尿酸正常的患者能稍微吃点解解馋，绝大部分痛风患者是不能吃这类食物的。

● 动物性食物宜采用"减脂"烹调方式

动物性食物一般不仅嘌呤含量较高，脂肪含量也较高，就连看起来最瘦的猪里脊肉，其中也含有20%左右的脂肪。我们都知道，痛风患者需要限制能量以及脂肪的摄入，所以在烹调中，就要想法为这些肉类做做"减法"，让它们的脂肪能去除一些，最起码也要保证不做"加法"。

第一，我们可以试试"飞水法"。在制作肉类菜肴时，可以先把肉

"飞一下水"，捞出，冲干净，再制作各种菜肴。这样，不仅能去除一部分嘌呤，也能使脂肪含量减少。

第二，可以充分利用烤箱，制作各种"烤箱菜"。虽然明火炭烤是一种非常不健康的吃法，但烤箱烧烤，只要控制好温度，不把食物烤煳，还是很健康的。用烤箱烧烤肉类，不但不用放油，还能把其本身含有的油脂烤出来，减脂又美味。

第三，多用蒸法。对于大部分鱼类，我都推荐清蒸的方法，不用额外放油，也不用过多的调料，能保留鱼本身的鲜味。

第四，鸡蛋煮着吃。煮鸡蛋简单，省事，不用额外放油，而且能最大限度保留鸡蛋中的营养成分。

第五，拒绝油炸食品。油炸食品的害处，相信就不用我多说了。

● **适合痛风患者的动物性食物推荐**

【名称】鸡蛋

【嘌呤含量】1毫克/100克可食部（低嘌呤）

【推荐理由】营养全面的明星食物，宝贵的低嘌呤动物性食物。

【食谱举例】茶叶蛋

材料：鸡蛋若干，酱油、桂皮、茶叶、茴香、大料各适量

做法：

1.鸡蛋煮熟，在蛋壳上敲出小裂痕。

2.锅中放入鸡蛋、各种调料，加水没过鸡蛋，煮开。

3.关火，闷一夜入味即可。

【点评】如果有兴趣，查一查食物的营养成分表，你会发现，没有一种食物像鸡蛋一样牛，蛋白质、铁、锌、维生素A等各种营养成分都非常高，而且比例非常适合人体需要。有些人不爱吃白煮鸡蛋，那就做一锅茶

鸡蛋，每天早晨吃一个，简单、美味又有营养。

【名称】鸭血

【嘌呤含量】12毫克/100克可食部（低嘌呤）

【推荐理由】高蛋白、低脂肪，富含铁质的低嘌呤动物性食物。

【食谱举例】香蒜鸭血

材料：鸭血1块，青蒜200克，剁椒酱1勺，蒜、姜、盐、醋各适量

做法：

1. 鸭血在淡盐水中浸泡10分钟，捞出，用清水洗净，切块；青蒜洗净，去根，切段；蒜去皮，切末；姜洗净，切末。

2. 锅中放水烧开，放入鸭血，再次煮沸后捞出鸭血。

3. 锅中放油，烧热，放入蒜末、姜末、剁椒炒香。

4. 放入鸭血，淋入醋，烹出香味。

5. 倒入小半碗清水，大火烧开，放入青蒜，翻炒几下即可。

【点评】在100克鸭血中，蛋白质含量为13.6克（与猪肉相当），脂肪含量却仅有0.4克，可见鸭血是名副其实的高蛋白、低脂肪食物，而且嘌呤含量低，非常适合痛风患者。这道菜加入了青蒜、剁椒和醋，能够很好地消除鸭血的腥味，吃起来酸辣爽口。

【名称】牛肉

【嘌呤含量】84毫克/100克可食部（中嘌呤）

【推荐理由】富含铁质，脂肪含量相对较低的畜肉。

【食谱举例】咖喱牛肉

材料：牛肉250克，胡萝卜2根，马铃薯1个，洋葱1个，咖喱粉1包，椰浆100毫升，葱、姜、料酒、盐适量

做法：

1. 牛肉切成小块，洗净；胡萝卜、马铃薯洗净，去皮，切成小块；洋葱剥去表皮，切丝；葱洗净，切段；姜洗净，切片。

2. 锅中放水，放入牛肉块、葱、姜、料酒，烧开后再煮2分钟；捞出牛肉，用水冲洗干净，沥干备用。

3. 咖喱粉加少量水和成糊状，锅烧热，放油，放入咖喱糊，略炒。

4. 放入洋葱丝，翻炒几下放入牛肉，再翻炒2分钟。

5. 锅中加水，没过牛肉，烧开，撇去浮沫。

6. 转小火，盖上盖子焖煮2小时。

7. 加入马铃薯、胡萝卜、盐，盖盖儿，煮30分钟。

8. 加入椰浆，收浓汤汁即可。

【点评】这是一道很丰盛的大餐，除牛肉外，其他食物都是低嘌呤的，很适合痛风患者食用。但要注意，因咖喱汤汁含有较多油脂及牛肉溶出的嘌呤，不适宜浇在饭上吃，而胡萝卜和马铃薯的淀粉含量都比较高，应减少相应主食量。

水果——帮助痛风患者补充维生素，
　　促进尿酸排泄

在痛风患者的饮食中，水果与主食同属一大类，都是主要提供糖类（碳水化合物）的食物，而且嘌呤含量都比较低。水果还具有一些独特的营养学优点，比如，水果富含维生素，尤其是维生素C含量很高，而且水果多为生吃，维生素C没有损失。水果多是碱性食物，对碱化尿液，促进尿酸排泄非常有好处。很多水果还是高钾食物，能够调节体内钠-钾平衡，辅助控制血压。

● 吃水果，要注意一份的量

水果具有这么多好处，又是低嘌呤食物，痛风患者每天一定要吃一些，但因为水果含糖量较高，也不能不加限制地随意进食，以每天一份为宜。

一份水果是多少呢？根据糖分含量不同，每种水果提供的能量也不同，每一份水果的量也有很大差异。前面介绍了，能提供90千卡能量的食物为一份，对于各种水果，都相当于多重呢？我们一起来看看下表中的总结。

一份的量	150克	200克	300克	500克
名称	柿子、香蕉、荔枝	苹果、梨、桃、橘子、橙子、柚子、猕猴桃、李子、杏、葡萄	草莓	西瓜

注：所有量均指可食用部分

从表中可以看出，一份相当于200克的水果最多，如果我们在生活中遇到表中没有的水果，大致上可以按每天200克来吃。

● **适当多吃一些高钾水果**

水果不仅香甜味美，还是人体摄入钾的主要来源。大家都知道，钾是能拮抗钠的元素，对于高血压患者降低血压有很大好处。痛风患者有一半同时患有高血压，这些患者非常适合多吃一些富含钾的食物。另外，含钾多的食物一般都是碱性食物，对于碱化尿液，促进尿酸排泄也是有一定作用的。

很多水果的钾含量很高，比如我们熟知的香蕉，下面，我们就一起总结一下，高钾水果都有哪些。

常见钾含量较高的水果（毫克/100克可食部）

名称	钾含量	名称	钾含量	名称	钾含量	名称	钾含量
山楂	299	樱桃	232	番石榴	235	香蕉	256
杏	266	石榴	231	菠萝蜜	330	椰子	475
鲜枣	375	柠檬	209	桂圆	248	榴梿	261

需要注意的是，这些水果中，椰子、榴梿、菠萝蜜、山楂和桂圆的能量较高，不要过量食用。

● 不能用果汁代替水果

水果的好处大家都知道，水果的美味大家也都喜欢，可偏偏就有很多人说没时间吃水果，或者总是忘了吃水果，于是就有很多人以果汁代替水果。

我在临床中也经常遇到这样的患者，每当他们和我提起，我总是很严肃地告诉他们，这样做是不对的，果汁不能代替水果，即使是100％纯果汁也不行。

水果中含有大量维生素、矿物质和果胶等膳食纤维，这些都是对身体健康非常有益的物质。在压榨水果时，一般会把果渣丢弃，只保留果汁成分，那么，就有大量膳食纤维损失掉了；而在灌装过程中，为了保鲜，需要高温灭菌，又会破坏对热不稳定的维生素，尤其是维生素C，这样一来，我们从水果中获得的营养在果汁中就难以获得了。果汁中唯一保留较好的营养成分就是糖类，大量饮用果汁，很容易导致发胖。

还有些患者问我，自己在家用搅拌机把水果打碎，连渣一起喝下去行不行。我觉得倒也未尝不可，但喝完还要"刷家伙"，恐怕比直接吃水果还费劲呢。

其实，洗个苹果，剥个橘子，用不了一分钟，大家千万不要给懒找借口，到时候伤害的是自己的身体。

● 适合痛风患者的水果推荐

【名称】苹果

【嘌呤含量】1毫克/100克可食部（低嘌呤）

【推荐理由】"每天一个苹果，医生远离你。"四季都能吃到的大众水果，营养素含量均衡，适合长期食用。

【食谱举例】酸奶苹果

材料：苹果1个，酸奶100克

做法：苹果洗净，去皮，切成小块，淋上酸奶即可。

【点评】酸奶苹果可以作为一道惬意的午后甜品食用。酸奶也是低嘌呤食物，具有牛奶所有的营养学优点，而且更容易吸收，没有乳糖不耐受问题，更适合中国人食用。

【名称】香蕉

【嘌呤含量】1毫克/100克可食部（低嘌呤）

【推荐理由】最常见的高钾水果，而且吃起来相当方便。

【食谱举例】香蕉棒冰

材料：香蕉1根

做法：香蕉去皮，切段，插上棒冰棒，放在保鲜盒内，放入冰箱冷冻室冷冻一夜即可。

【点评】炎炎夏日，大家都想吃点冷饮消暑，但冰激凌等能量太高又含有色素等各种添加剂。这款香蕉棒冰，纯天然，想吃时拿出一块，既清凉，又有营养。

【名称】杧果

【嘌呤含量】2毫克/100克可食部（低嘌呤）

【推荐理由】香甜可口的百搭水果，既可以直接吃，又适合制作各种甜品。

【食谱举例】杧果西米露

材料：杧果1个，西米10克，牛奶或椰汁200毫升

做法：

1.西米洗净，用清水浸泡10分钟；杧果洗净，去皮、核，切成小块。

2. 锅中放水，烧开，放入西米，煮20～30分钟，至西米还剩一点白心时，关火，盖盖儿闷一会儿。

3.等西米完全透明，捞出过凉水，沥净水放入碗中。

4.加入牛奶或椰汁，搅拌均匀，放入杧果即可。

【点评】这是一道甜品店里人气很高的甜品，自己在家也可以做，完全不用添加糖，全靠杧果本身的甜味，非常天然、健康、好吃。

【名称】橘子

【嘌呤含量】2毫克/100克可食部（低嘌呤）

【推荐理由】碱性食物的代表，最适合带去办公室的水果，剥开即食。

【食谱举例】缤纷水果串

材料：橘子、草莓、猕猴桃、葡萄、菠萝

做法：

1.橘子、猕猴桃、菠萝去皮，切成小块，草莓、葡萄洗净。

2.将这些水果块，每样一块，用竹签穿成一串。

【点评】水果可以替换成任意应季水果，周末有时间，不妨弄一些花样来调剂心情，缓解一周的压力。这样一盘色彩缤纷的水果串端出来，相信全家人都坐不住了。

坚果——帮助痛风患者调节脂肪酸平衡

我们要求痛风患者限制脂肪的摄入，但脂肪也是人体必需的营养元素，脂类物质是细胞的骨架结构，也是很多激素的前体，一点脂肪不吃是不对的，应该要限量吃，挑着吃。我们都知道，脂肪酸分为饱和脂肪酸和不饱和脂肪酸。饱和脂肪酸摄入过多与动脉粥样硬化及心脑血管疾病的发病率升高相关，而不饱和脂肪酸则具有保护心血管的作用。

所以，在选择油脂类食物时，应尽量选择不饱和脂肪酸含量高的，而避免饱和脂肪酸含量高的。那么，以饱和脂肪酸为主的肉类就要限量，肥肉更是不能吃，而富含不饱和脂肪酸的坚果，就可以适当吃一些。

● 每天吃几个就行了

坚果不光富含不饱和脂肪酸，钾、镁等对人体有益的矿物质含量也很高，是非常有营养的食品，尤其适合作为两餐间的零食食用，能够迅速补充能量，均衡人体的营养摄入。痛风患者食用坚果，有一点要特别注意，就是不能过量，每天吃几个就行了。因为坚果大多是高热量食品，吃多了对控制体重不利。而且，坚果的脂肪含量很高，一次性摄入过多，会影响尿酸的排泄。前面说的那位吃了花生就犯病的患者就是个典型，就是一次性油脂摄入过多造成的恶果。其实，如果他不是一次把一盘油炸花生米都吃进去，而只是吃几颗，那是不会引起那么严重的后果的。

　　另外，坚果本身的脂肪含量已经很高了，所以不再适合油炸的加工方式，选择水煮或者干炒的都比较好。

　　具体每种坚果每天吃多少合适，可以参考《中国居民膳食指南》的推荐。

名称	食用量
核桃	5～6个
瓜子	100克
栗子	9～10个
扁桃仁（大杏仁）	30个
松子	100个
开心果	60个
榛子	100个

　　需要注意的是，这是针对正常人的推荐方案。对于痛风患者来说，因为要控制能量及脂肪摄入量，所以应减量食用，大约是推荐量的一半就可以了。另外，如果食用了坚果，要相应减少一份主食或油脂的摄入。

● 不同坚果换着吃

　　各种坚果的营养成分是不同的，各有各的特点，所以在对坚果的选择上，不要"一棵树上吊死"，爱吃哪种就总吃哪种，而是应该换着花样，几种倒换着吃。

　　下面，我就介绍一下各种坚果所含的营养成分，大家可以了解一下它们的"特长"，这样在选择时也好心中有数，针对性地为一天的营养缺失做做补充。

坚果的营养成分含量表（每100克可食部）

名称	核桃	山核桃	松子	杏仁	腰果	花生	葵花子	西瓜子
食部（%）	43	24	31	100	100	71	52	43
能量（千卡）	627	601	619	503	552	589	616	573
蛋白质（克）	14.9	18	14.1	19.9	17.3	21.7	22.6	32.7
脂肪（克）	58.8	50.4	58.5	42.9	36.7	48	52.8	44.8
维生素E（毫克）	43.2	65.6	25.2	—	3.2	12.9	26.5	1.2
钙（毫克）	56	57	161	49	26	47	72	28
钾（毫克）	385	237	612	169	503	563	491	612
镁（毫克）	134	306	186	—	420	171	267	448
铁（毫克）	2.7	6.8	5.2	1.2	6.4	1.5	6.1	8.2
锌（毫克）	2.2	6.4	5.5	4.1	5.8	2	5.9	6.8

● **适合痛风患者的坚果推荐**

【名称】西瓜子

【嘌呤含量】25毫克/100克可食部（低嘌呤）

【推荐理由】钾含量高，对降低血压有益；体积小，脂肪含量相对较低，每次可以吃一小把，比较适合解馋。

【食谱举例】五香西瓜子

材料：市售西瓜子50克

做法：不用烹饪，可直接食用。

【点评】晚上看电视时总想吃点什么，一小把西瓜子是不错的选择，能量摄入不多，又能吃得津津有味。

【名称】核桃

【嘌呤含量】25毫克/100克可食部（低嘌呤）

【推荐理由】营养素含量均衡的健脑食品。

【食谱举例】小米核桃粥

材料：小米25克，核桃仁3个

做法：小米洗净，加水煮粥，将熟时放入核桃仁，再煮片刻即可。

【点评】这道粥制作起来非常简单，特别适合上班族早餐食用，能为上午的工作持续提供能量。如果早晨来不及熬粥，可以在前一晚把材料都放在电饭锅中，预约制作，清晨就能喝到了。

【名称】山核桃

【嘌呤含量】25毫克/100克可食部（低嘌呤）

【推荐理由】富含维生素E，有很好的抗氧化作用，对于防癌、美容都非常有好处，尤其适合女性食用。

【食谱举例】山核桃小窝头

材料：山核桃仁30克，玉米面350克，白面150克

做法：

1.山核桃仁碾碎，备用。

2. 将玉米面、白面、山核桃碎混合均匀。

3. 缓缓淋入开水，一边加水一边用筷子搅拌。

4. 将面团揉匀，醒发10分钟。

5. 分成20块，每块揉成窝头的形状。

6. 蒸锅内放水，水开后放入窝头，蒸20分钟即可。

【点评】玉米面是非常适合痛风患者食用的粗粮，低嘌呤，高膳食纤维，有利于通便及控制体重。这款窝头因为掺入了适量白面，所以口感比较细腻，而山核桃的加入，不仅丰富了营养，又为其增香不少。

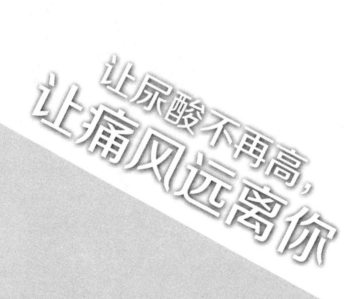

让尿酸不再高，
让痛风远离你

第六章

痛风患者自我管理法4

生活方式有多健康，痛风就会离你有多远：痛风和其他慢性疾病一样，是一种终身性疾病，但积极的治疗和生活方式的改善可以将其危害降到最低。

痛风患者需要科学运动

　　常言道："生命在于运动。"痛风患者也不例外，适度的、科学的运动对于痛风患者控制体重，提高身体素质，缓解疾病都非常有好处。

● 减肥，不仅是节食，更要运动

　　经过前面的介绍，我们了解到，很多痛风患者都超重或肥胖，这对于他们身体的代谢有很大负面影响，在度过急性发作期后，对于缓解期的患者来说，减轻体重，把体重控制在理想范围，甚至略低于理想范围就成了当务之急。

　　提起减肥，大家首先想到的就是节食。的确，节食是一种很有效的减重方法，也是科学减肥的两大法门（少吃，多运动）之一。但单纯靠节食减肥，存在很多缺点。

　　第一，过于严苛地节食，会让身体摄入能量过少，体内脂肪大量分解，阻碍尿酸排泄，反而使血尿酸水平升高。

　　第二，轻微节食减重效果不明显，而过分节食会导致营养摄入不足，造成头晕、低血糖、贫血等病症，对于女性的危害尤其严重，可能会引起月经不调，甚至闭经。

第三，单纯节食减肥会让身体变成所谓的易胖体质。也就是说，因为长期能量摄入过低，身体对能量物质的吸收率增加，在恢复正常饮食后容易反弹，很多人甚至会比原来更胖。

第四，单纯节食减肥，刚开始效果较好，但很快就会进入"平台期"，体重难以下降。这是因为进食减少，使人体的新陈代谢减慢的缘故。

我有一位患者，就是一个节食减肥失败的典型。这是一位四十多岁的女性患者，一方面为了自己的病，另一方面也为了身材，采取了非常激进的节食减肥方案——过午不食。这位患者还算是比较有恒心的，这样坚持了一个月，体重从70公斤一度减到了60公斤，按说成果不小，但体重降到60公斤后，就不再下降，反而有所回升，而这位患者的身体也出现了很多反应，经常感觉头晕，胃也不好，经常胃痛。

她来找我复查时，很疑惑地对我说："大夫，为什么我减不下去了，吃这么少，反而反弹了？"这位患者叹了口气接着说，"我有点坚持不下去了。"我看着她蜡黄的脸色，对她说："你这样减肥，本身就不该再坚持了。"患者更疑惑地看着我。我对她说："减肥也得讲究个科学，别看网上那些乱七八糟的帖子，欲速则不达，你这样，不仅不能健身，反而会毁了健康。目前血尿酸高不高还得化验，我看你这血色素估计是低了。再这样下去，身体都垮了。你现在整个人的新陈代谢都很缓慢了，吃一点东西，身体就特别珍惜，赶快吸收了存起来，体重当然会反弹。"听我说了这么多，患者似乎明白了一些，忙问我："大夫，那您说我该怎么办啊？"

我告诉她，减肥没有捷径，就是要"管住嘴，迈开腿"。"管住嘴"的方法不是盲目地少吃，而是根据每天需要摄入的总能量，适当减少

10%～20％，也就是少吃2～3份食物，而饮食的总体结构是不能变的，主食、蔬菜、肉蛋奶、水果，种类不能缺，量相应调整。还有就是杜绝"空热量食品"，例如糖果、饮料等；并选择少油的烹饪方式，不要油炸，尽量蒸、煮、凉拌。

而"迈开腿"就是要运动，选择适当的运动，对于痛风患者减肥是大有好处的。

第一，及时消耗能量，防止脂肪堆积。每天适量运动，就能把吃进去的能量及时消耗掉，而不会影响维生素、矿物质等营养成分，它们还是能被身体利用。

第二，促进新陈代谢，运动停止后，减重并没有停止。我们经常会见到一些介绍每种运动所消耗能量的数据，如果是有心人，会与食物提供的能量相比较，就会发现，运动所消耗的能量与吃进去的能量相比，似乎有些少，而对运动减肥丧失信心，这也是很多人选择单纯节食减肥的原因。但凡事不能看表面，事实上，运动能够促进新产代谢，在运动后一天，甚至两天内，机体的代谢都是加快的，也就是说，即使停止运动，能量消耗在一定时间内仍在持续，这对于减肥的意义可太大了。这也是很多人在节食减肥遇到平台期后，增加运动量，体重马上又开始明显下降的原因。

第三，促进胃肠蠕动，有利于大便及时排出。很多人都有这样的体会，运动过后排便会变好，"痛快"了。这就是因为运动对胃肠道起到了按摩作用，促进了大便的排出。这样在客观上也有利于体重减轻，想想很多减肥茶，不就是让人"拉肚子"吗？靠运动通便，可是纯天然，无不良反应。

说了这么多，就是要动员广大痛风患者，赶紧运动起来，为了健康，也为了身材，把体重减下来。

● 痛风患者适当运动好处多

我们说痛风患者要想科学减肥，需要运动，而运动对于痛风患者来说，好处可不仅仅是减肥一点，对于增强体质、塑身，控制并发症都非常有益。

长期坚持运动，会使体内的脂肪含量减少，这种瘦才是真的瘦。有些不爱运动的人，从外表看也不胖，甚至一称体重，还比较轻，但这些人如果进行体脂含量检测，检测结果往往会出人意料，体脂含量会接近甚至超过正常上限。这是因为同样体积的脂肪比肌肉轻得多，所以如果身体内脂肪含量高，体重反而相对较轻。而对于长期运动的人来说，就是另一番景象了，体脂含量很低，身材纤瘦，非常有形。而且，坚持运动，会使内脏脂肪大大减少，这对于身体健康，尤其是心血管、肝脏健康大有裨益。

长期坚持运动，能够提高心肺功能，增强免疫力。我们都有这样的经验，一个平时不怎么运动的人，稍微跑几步或者爬几层楼，就呼哧带喘的，而那些有运动习惯的人，快走一小时，甚至长跑几公里，仍旧面不改色。这其中的差异，就是心肺功能的差异。通过锻炼，心肌收缩力会逐步增强，血管收缩功能也会增强，对缺氧的耐受性会增强；同时肺活量会增加，在一定时间内能呼吸更多的气体，运动时的氧气供应会更好，更有利于身体代谢。至于爱运动的人不爱感冒，这就不用我多说了吧，身体素质好了，自然"百病不侵"。

长期坚持运动，还有利于维护关节功能，防止关节挛缩和肌肉萎缩。我们都知道，痛风对关节有所伤害，长期下来，可能会破坏关节的结构和功能。而痛风高发的中老年人群，本身就是骨关节病高发群体，其中很多人还同时患有骨性关节炎。这是一种退行性疾病，药物治疗的效果并不好。如果长期不运动，关节会退化得更严重，就是所谓"用进废退"的道理。而适当的运动，对骨与关节都是良性刺激，能起到舒筋健骨的作用。

另外，中老年人也是骨质疏松的高发人群，坚持锻炼可以维持肌肉力量与骨骼强度，能够在很大程度上延缓骨质疏松的进程，预防骨折发生。

长期坚持运动，可以减轻胰岛素抵抗，对于缓解糖尿病、高脂血症、冠心病都有好处。我们都知道，血糖需要通过胰岛素来代谢，胰岛素抵抗，就是说组织、器官对胰岛素不敏感。也就是说，本来有一点胰岛素，身体就能把血糖处理掉了，可组织、器官"抵制"胰岛素，"不认"它，那大部分胰岛素就"失效"了，造成相对胰岛素不足，身体没办法，只好再分泌更多胰岛素，刚开始还能勉强满足需求，时间越长越吃力，渐渐就不能满足代谢需要了。这时候，一系列代谢紊乱的表现就出现了，最明显的就是高血糖、高血脂和肥胖。

怎么才能让组织、器官不"抵制"胰岛素，重新和它良好"合作"呢？科学家经过研究发现，方法很简单——增加运动。养成运动的习惯后，代谢病患者的胰岛素抵抗会大为改善，身体还分泌那么多胰岛素，甚至比原来更少，却能发挥更大的作用。糖代谢、脂代谢也慢慢重回正轨，血糖降下来了，胆固醇、三酰甘油降下来了，而好的高密度脂蛋白升上去了，体重减轻了，心脑血管也更健康了。

说了这么多，相信运动的好处大家都明白了，甚至有些患者早就明白了，之所以还迟迟没有开始，只是缺乏迈出第一步的决心与勇气。

运动并不是一件痛苦的事，找一项自己喜欢的运动，每天坚持锻炼，是给自己一个难得的放松身心的机会。多试一试，总会发现运动的美妙，要比躺在床上犯懒不知强多少倍。时间长了，运动就会变成生活的一部分，哪天没动还难受呢。

● **适合痛风患者的运动有哪些**

听我讲了这么多运动的好处，相信很多读者已经跃跃欲试，打算马上开练了。先别急，运动并不是一件随随便便的事，要选择一项适合自己的运动，否则不但不能健身，反而会伤害身体。

对于痛风患者来说，适合的运动有哪些呢？很多。但总的来说，选择运动的原则有以下几点：

第一，选择有氧运动。

我在指导痛风患者运动时，第一条总会强调，我们运动的目的是健身、减重，不是要做健美先生、运动员，所以一定要选择能够消耗脂肪的有氧运动。您可能总听说有氧运动这个词，是什么意思呢？人在运动时需要能量，而人体的能量来源于糖类、蛋白质和脂肪这三大能源物质，它们分解代谢产生能量，在这个过程中，如果有氧气参与，就叫作有氧代谢，反之，没有氧气参与，就叫作无氧代谢。

这样说还是很抽象，代谢在身体内部进行，我们怎么知道氧气有没有参与呢？其实，有氧运动与无氧运动都有其鲜明的特点，我们一看就能区分出来。

凡是低强度、长时间的运动，基本都是有氧运动，比如步行、慢跑、慢速游泳、骑自行车、跳舞、打太极拳等。这些运动因为持续时间长，所以在把糖类消化掉之后，会逐渐消耗身体内储存的脂肪来提供能量。

凡是高强度、大运动量、短时间的运动，一般都是无氧运动，比如短跑、短距离速度游泳、跳高，还有一系列力量训练，如举重、俯卧撑、双杠、仰卧起坐等。这些运动持续时间短，全靠糖类提供能量，很难消耗脂肪，而且，无氧运动过程中，三磷腺苷会大量分解，产生腺嘌呤，使尿酸水平提高，反而加重痛风病情。

所以说，痛风患者一定要切记，必须选择有氧运动，无氧运动是有害无益的。

第二，选择适合自身体能状况的运动。

现在我们都知道要选择有氧运动，但有氧运动种类很多，强度也有所差异，痛风患者该选择哪一种呢？这就要根据自身情况，量力而行了。如果是身强力壮的中青年人，那就比较适合强度稍微大一点的运动，比如慢跑、游泳，或者长距离快走、骑自行车。这样才能达到锻炼的效果，如果只是饭后遛遛弯，虽说比不动弹强，但强度实在有所欠缺，减脂减重的效果也不好。

反之，如果是身体虚弱的老年人，或者患有严重并发症的人，非逼着他跑步，那不是"要命"了吗？对于身体素质不好，体能较差的人，应该选择比较缓和的运动，比如散步、打太极拳等。对于这样的患者，时间、强度都不要过分追求，依据自身情况，能活动到什么程度，就到什么程度。

第三，选择自己喜欢的运动。

我们说，运动是一件需要长期坚持的"小事"，可贵就在"坚持"二字。游泳也好、慢跑也好，都是非常好的运动，但如果不能坚持，也是白搭。什么样的运动最容易坚持下来？就是自己喜欢的运动。这样运动起来不但不觉得痛苦，反而是一种享受。我有一位患者，就是徒步一族，他的运动方式是步行，不需要额外找时间，就是每天上下班各一小时。他家离单位大概5公里，每天10公里，2小时。一年下来，这位患者简直发生了翻天覆地的变化，不仅体重、血尿酸、血脂全部恢复正常，肚子也平了，腰围也小了，脸色还特别红润，整个人精神状态非常好。他就对我说，他现在已经爱上走路了，去哪都愿意走着去，要是一天不走，难受得很。

也有一些患者向我反映，他们属于天生不爱运动的，对什么运动都没有兴趣，做一会儿就烦，很难坚持。对于这样的患者，我也给他们一个建议。既然一时很难从运动本身中挖掘到有趣之处，那就把其他好玩的事和运动结合起来。比如有一位女性患者，特别喜欢逛街，一进商场，就像打了鸡血一样，逛一天也不觉得累。我给她的建议就是勤逛商场，一周最少三次，在商场里大步流星地走，逛一小时以上再出来。还有一位患者喜欢听评书，我就让他不要坐着听、躺着听，可以边走路、边骑车边听，这样不觉得闷，一段书说完，运动也做完了。我说这些只是抛砖引玉，还有很多很多可以给运动加点"趣味元素"的方法，就要靠您自己开动脑筋了，往往自己想出来的是最适合自己的。

● 为痛风患者"量身定做"的关节操

适合痛风患者的运动很多，像慢跑、游泳、骑自行车这些都比较普通。下面我给大家介绍一种专为痛风患者，尤其是中老年痛风患者量身定做的关节操，能帮助维护关节功能，防止关节挛缩和肌肉萎缩，而且不受任何时间、场地的限制，随时随地可以进行。

第一节：指关节运动。握拳与伸展交替进行，两手各做50次。

第二节：腕关节运动。两手对掌，用力向一侧屈腕，按压3秒，向另一侧屈腕，同样按压3秒。两侧各屈曲50次。

第三节：肘关节运动。两臂向前平举，双手掌心向上。握拳的同时迅速屈肘，使拳头碰到肩膀。再迅速伸肘、伸掌，恢复原状。反复进行50次。

第四节：肩关节运动。一手从颈部向下，一手从腰部向上，两手尽量相碰，保持3~5秒。两手位置交换，再做一次。两边各重复30次。

第五节：髋关节运动。膝关节伸直，向前抬腿。两腿各做50次。

第六节：膝关节运动。深蹲，做50次。

第七节：踝关节运动。坐在椅子上，踝关节做屈曲、伸展及旋转运动。两侧各50组。

● 痛风患者要把握好运动的强度

痛风患者想要依靠运动减肥，就必须达到一定强度，持续一定时间，这样脂肪才能分解，减重塑身效果才好。但也不是说运动时间越长越好，强度越大越好，凡事过犹不及，要掌握一个合适的"度"。对于痛风患者来说，每天的运动量多少合适呢？这又是一件因人而异的事，总的来说，运动量是否合适，可以通过以下标准来判断：

第一，每次运动时间不短于30分钟，每日总运动时间控制在1～2小时。我们都知道，要想消耗脂肪，是需要持续运动一定时间的，这个时间大概就是30～40分钟，在此之后，继续运动，脂肪才不断分解。所以，如果运动时间过短，就得不到燃烧脂肪的效果。反之，运动时间过长，也是不适合痛风患者的，因为长时间运动会造成身体疲劳，有氧代谢效率降低，身体产生较多酸性产物，这对尿酸的排出具有不利影响；而且头一天运动得太累，也影响第二天的生活和继续运动。

第二，运动量以微微出汗为合适。有些人运动，特别强调出汗，追求大汗淋漓，认为这样才减肥。其实，这是一个误区，通过出汗减轻的体重是"水膘"，及时补充水分，很快体重就会恢复。而且大量出汗，体内失水，会造成血液浓缩，反而使血尿酸水平升高，对痛风患者的病情是不利的。当然了，如果运动时一点汗没出，那说明运动量过低，也是达不到锻炼效果的。如果微微出汗，也就是感觉身体"潮"了，但没有汗珠形成，这说明运动量比较合适。每天运动，稍微出点汗，会感觉身体舒畅，睡眠也好，第二天特别有精神。

第三，根据脉搏调整运动强度。对于每个人来说，运动都要考虑心肺的承受能力，既要在一定程度内激发心肺的潜能，又不能让它们负担过重。我们要了解自己的心肺负荷状态，并不需要使用复杂的仪器，通过数脉搏就能大致知道了。运动时，应将脉搏控制在合适的范围内，不足，就要加一加量，超过了，就得减一减强度。

判断一天的运动强度是否合适，可以在运动刚结束时测量15秒的脉搏数，再乘以4，加上10，之所以要加10，是因为运动停止后脉搏会迅速下降，恢复正常，所以我们要加一点作为校正。

不同年龄的人，合适的运动脉搏范围是不同的，我们在测量出自己的脉搏后，可以对照下表，调整以后的运动量。

不同年龄患者的适宜运动强度

年龄（岁）	长期运动者的脉搏（次/分）	很少运动者的脉搏（次/分）
20 ~ 29	110	125
30 ~ 39	110	120
40 ~ 49	100	115
50 ~ 59	100	110
60 ~ 69	90	100

表中只是一个参考值，上下波动10%都是可以接受的。当然，也不能"死读书"，只看数据。每个人情况不同，如果您在运动中感觉身体不适，即使脉搏在适宜范围内，也应该适当降低运动强度，不能硬撑。

另外，高龄（70岁以上）、糖尿病、心脑血管疾病患者在运动前，应咨询医生意见，选择合适的运动强度。

● **痛风急性期应暂停运动**

运动贵在坚持不懈，应该每天都进行，但也有些特殊情况，比如痛风性关节炎急性发作的时候，就不适合再继续运动，需要暂停一段时间，否则会加重关节炎的症状，延误其恢复。

我有一位患者，有一天来找我，对我说："大夫，我实在受不了了，关节越来越疼了。"我给他做了简单的检查，发现他的痛风性关节炎犯了，就给他开了药，嘱咐他好好休息。这位患者也对我说："是啊，大夫，这运动我是实在坚持不了了。"我一听这话，就问他："你这两天还运动来着？""是啊！"患者说，"刚开始疼得不厉害，我天天咬牙坚持呢！"说完患者看看我，似乎在等我的表扬。

　　我虽然不忍心责骂这位患者，但表扬肯定是没有了。我很严肃地告诉他，以后在遇到关节痛的情况，严禁运动。这时候运动不但对身体没有好处，反而会加重对关节的损害，是非常危险的。我对这位患者说，无论什么时候，我都不提倡"带病坚持锻炼"，他什么时候可以恢复运动，要经过我的评估，等到病情完全缓解，关节完全恢复了，才能从小运动量开始，逐步恢复运动。

● 医生提示

　　不同有氧运动所消耗的能量也不同，可以参考下表，根据自身情况和减重目标，有针对性地进行选择。

常见有氧运动1小时所能消耗的能量

项目	消耗能量（千卡）	项目	消耗能量（千卡）	项目	消耗能量（千卡）
慢走（4公里）	255	爬楼梯	480	网球	352
快走（8公里）	555	跳绳	448	打太极拳	450
慢跑	655	跳舞	300	游泳	1036
骑自行车	184	做操	300		

痛风患者要甩掉精神压力

　　痛风是一种嘌呤代谢障碍性疾病，造成人体代谢障碍的原因很多，有先天因素，也有后天因素。在后天因素中，饮食与痛风发病的关系最密切，人们关注得最多，也最注重控制，而还有一大类因素所产生的影响却往往被低估，人们也不够重视。这种能够导致痛风发生、发展的因素就是精神心理因素。

● 心情平稳有利于病情平稳

　　情绪、压力，这些虽然看不见，摸不着，但对人的影响却是实实在在的，现代医学已经发展到身心医学时代，医生们越来越重视心理对疾病的影响。

　　痛风在几十年前属于罕见病，除了与那时食物短缺的状况有关，也与人们精神压力小，心情比较放松不无关系。当今社会，节奏越来越快，人们的压力也越来越大，毫不夸张地说，从小孩一进幼儿园，压在身上的担子就与日俱增。升学、考试、求职、工作、买车、买房，都是人们压力的来源，就连本该让人放松的恋爱、结婚，都成了很多人沉重的负担。

在这种社会环境下，人们无论是斗志昂扬，积极奋斗，还是消极应付，被动前行，都不免要承受巨大的压力。很多时候，这些压力会让人喘不上气来，心情非常郁闷、焦虑，身体也出现了各种各样的病症。

有研究者曾做过统计，在一座一线城市的一所三甲医院，门诊随访的痛风患者中，引起病情复发的诱因，第一位是精神压力，第二位是过度疲劳，第三位才是饮食。大城市人的精神压力普遍很大，而饮食好控制，精神压力难防。

精神压力对各种职业人群的影响也不一样，对白领及公务员的影响最大，这些人痛风发作，最主要的原因就是精神压力大，至于经常应酬的商人，自然还是饮食影响比较大。

因为心理因素导致痛风复发的患者，病情控制往往比较困难，因为饮食疗法对他们所起的作用相对较小，或者饮食稍有不节，病情就会反复。我有很多患者都是公司白领，都属于这种情况。有一位患者是一家外企的中层领导，非常忙碌，经常半夜还在收发邮件，而他的病情变化也非常有规律，每到10月份，他们公司业务最忙的时候，他的病情准恶化，而每年3月，市场淡季，他去度假回来检查，各项指标总是比较正常。

这位患者的情况比较典型，大部分患者的病情都存在相应的规律，就是工作紧张、压力大、情绪焦虑的时候，病情恶化，甚至会急性发作；等忙过一阵，业务相对较少，情绪缓和的时候，病情也比较稳定。

还有一位患者也特别有意思，这是一位六十多岁的阿姨，早就退休了，按说应该没什么职场压力，而且她很自觉，饮食控制得也比较好，但是血尿酸水平一直偏高，有一次关节炎又犯了，来找我看病。我就比较奇怪，就问她怎么回事，是不是吃什么了，还是最近太累了。没想到这一问，这位阿姨的话匣子就打开了，跟我说起了为她女儿的婚事着急的事。原来阿姨的女儿30岁了，人特别优秀，就是一直没结婚，阿姨每天急得不行。我终于明白了，这就是这位阿姨的压力源，也是让她焦虑，导致她病情恶化的原因。后来这位阿姨又来检查，指标都恢复正常了，人看起来也喜气洋洋的，一问，果然，女儿刚刚结婚。

我在门诊看病，除了叮嘱患者饮食上的注意事项，最后总不忘说一句，放宽心，别给自己太大压力。我也知道，单凭我这一句话，消除不了患者的压力，但我想对广大痛风患者说的是，要有意识地为自己减压，生活不能光靠拼搏，一张一弛才是长久之计。

● 学会控制、释放压力

"放松点""开心点"，生活中您可能经常听见别人和您说这样的话，人家肯定是出于好心，但您听了可能会很生气，您可能会说："哪那么容易就轻松了！"

的确，放松并不是说说就行了，也没有什么灵丹妙药，让人一吃就轻松了。放松需要靠我们自己，我们首先要有一种意识，就是不要把自己逼得太紧，否则会把自己"逼上绝路"。

另外，在现在这个快节奏的社会中，压力既然不能避免，我们就要学会应对压力的方法，学会管理自己的时间，这样才能在紧张的学习、工作之余，找到让自己喘息的时间和空间。

我在这里，特别建议那些工作压力很大，尤其是时间很紧张的痛风患者，从今天开始，就为自己制订一下工作日志、周志、月志。在这其中，安排好短期及中期的工作计划，把一份"大活儿"划分成若干"小活儿"，完成一份"小活儿"，就让自己休息一会儿。至于休息的方式，我推荐做做工间操，这样又可以和运动结合起来，一举两得。

我有一位患者，是一个业务经理，用他自己的话说，每天都像没头苍蝇似的，特别忙，却又觉得好像没做什么事。我就建议他做好计划，明确每天的工作目标，只要达成了，就庆祝一下，做做运动，早点睡觉，先不去想第二天的事。刚开始，这样做对他还有些困难，但慢慢地，他找到了适合自己的方式。几个月后，等我再见到这位患者时，他的精神、身体状况都好了很多，各项化验指标也基本都正常了。他对我说："大夫，我真是太感谢您了。"我说："这没什么，看病就是我的工作呀。"患者说："不光是看病，您和我说的压力管理的方法，对我特别有启发，我以前每天睡觉前，想的都是明天还有一堆事儿，心里特别难受，经常失眠，根本睡不好，每天都特焦虑。但现在，明确了每天的任务和目标之后，我睡觉时感觉心里特踏实，睡得也香。"听了患者这么说，我觉得特别欣慰。

不会休息的人就不会工作，这绝对是个真理。如果我们的工作已经严重影响我们的睡眠，那就一定要考虑做些改变了。我说的改变并不是一定要辞职，换份工作，而是做一些能让自己更好地休息、放松的事。比如，我特别推崇工间操。每天上下午各安排半小时，如果时间不允许，哪怕各安排15分钟，这个时间就做运动，什么都不要想，全身心地放松。经过短暂的休息，大脑就好像重新充电了一样，你会发现，一扫刚才头昏脑涨的状态，变得头脑灵活，才思敏捷。

● **要好好睡觉**

我们都知道，睡眠对一个人的身心健康是极其重要的。良好的睡眠，就像给身体做保养，各个器官的功能都会有所恢复，能让人第二天精神百倍地面对工作和生活。

对于痛风等代谢病患者来说，良好的睡眠尤其重要，因为睡眠不佳，人体的内环境会发生紊乱，很多酶与激素的水平都会失常，代谢障碍就会加重，血尿酸水平也会随之升高，甚至会导致痛风急性发作。

令人担心的是，现代人的睡眠问题很严重，很多人睡眠时间不足，还有很多人存在失眠、多梦的问题，这与人们的作息习惯及精神压力关系密切。

我的很多患者，睡眠都存在问题。一部分人是主观问题，晚上看电脑、玩手机，不愿意睡觉，很多患者甚至凌晨一两点钟才睡，第二天六七点钟又要起床了，一天才睡四五个小时，身体肯定吃不消。还有一部分人是客观问题，想睡睡不着。老年人一般都觉少，很多老人很早上床，翻来覆去睡不着，还有一些老人晚上九十点钟睡着了，可半夜两三点钟醒了，就再也睡不着了。而中青年人失眠，多半与精神焦虑有关，很多人睡前还在忙工作，或者上床了还想着第二天的事情，心情紧张，大脑还处于兴奋状态，很难入睡。

我有一位患者就对我说，每天躺在床上，脑子里就像过电影似的，各种事不断涌现，明明已经很困了，就是睡不着，睡着了也是一宿一宿做梦，第二天感觉特别累。

对于这样的患者，我一般会建议他们，试试在晚饭后做做运动，能够放松身心，促进睡眠；也可以在每天睡前喝杯牛奶，有一定安眠的效果；最重要的，就是不要胡思乱想，一心一意去睡觉。如果这些办法的效果不好，那还是建议去心理科求助，在心理医生的指导下，更好地舒缓压力，保证睡眠。

● **医生提示**

对于职场人士来说，如果感到每天压力过大，似乎任务总是完不成，就要特别注意分清紧急的事与重要的事。有些事很着急办，但有可能是无足轻重的，对于这种事，不要放在心上，不要因为时间上的紧迫感而焦虑，更不要为了这些事浪费时间。应该将有限的精力，真正投入到重要的事上，遇到这样的事，不要慌张，制订好计划，按部就班地完成，压力就会一直在能够控制的范围内。

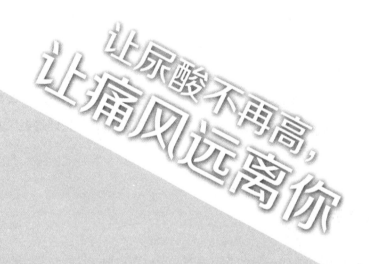

痛风患者要注意防寒保暖

在痛风发作的所有诱因中，有一个最容易被忽视，那就是——受寒。因为受寒特别容易引起关节炎发作，很多老年人就误以为是自己的老寒腿犯了，根本没往痛风上想。

由于关节处的皮肤较薄，而且经常会裸露在外，所有受外界温度的影响比较大，当温度骤然下降，尤其是湿度较大，湿冷侵袭的时候，很容易引起痛风性关节炎发作。所以，对于痛风患者来说，防寒保暖是必须注意的工作，而且要从头到脚，全面武装。

● 冬天尤其要注意手脚的保暖

冬天天气寒冷，痛风患者一定要注意及时增加衣服，"美丽冻人"可不行。但要说起保暖，人们往往会只重视整体，忽略了细节。我有一位患者就是这样，有一年下大雪，雪刚开始化，这位患者就来了，痛风性关节炎急性发作，疼得龇牙咧嘴。

因为刚下了雪，我很自然地就问患者："是不是衣服穿少了，受寒了呀？"患者说："没有啊，大夫我又不是'小年轻'，我穿得挺多的，您看，这秋衣、保暖内衣，里边还有背心，外边还有羽绒服。"患者一边说，一边翻着自己的衣服给我比画。我一看穿得确实不少，比我还多呢，就想可能是饮食或者其他原因引起的，刚要问别的，一低头，看见患者穿一双千层底布鞋。我皱了皱眉头，问他："您这几天都穿这鞋出门啊？""啊，是啊。"患者回答。

怪不得呢，虽然饮食情况还没问，但患者这次关节炎发作，疼痛位置就在脚上，与受寒肯定有一定关系。很多患者，尤其是男性患者就是这样，心太粗，要说保暖，毛衣、棉衣、保暖内衣，恨不得都穿上，身上裹得像个球一样，脚上却还穿双单鞋，手上也不知道戴副手套。要知道，这手脚是离心脏最远的地方，血液循环最不好，也是尿酸盐结晶最容易沉积的地方，如果受寒，特别容易犯病。

看到这位患者的情况，我马上建议他回家就换一双棉鞋，再穿一双宽松的棉袜子，出门还要戴上手套，并且不要在室外待太长时间。痛风患者应该对手脚特别防护，即使身上穿得少一点，手脚也千万不能冻着。

● 夏天不要贪凉吹空调

要说这痛风患者需要防寒保暖，是一年四季的事，可并不单指冬天。冬天天冷，大家警惕性高，对保暖往往都比较重视，做得也比较好；反而是到了夏天，天气炎热，大家放松了警惕，痛风经常会借着空调的"东风"又出来兴风作浪了。

我有一位患者，是位大学教师，人非常有气质，也很配合治疗。我还记得他第一次来看病，是很多年前了，这位患者在诊室里，也不知是疼的还是热的，总之是大汗淋漓。我照例询问了病情，希望能找到诱因，好让患者以后避免。可是问来问去，我发现患者近期没有特别的高嘌呤饮食，教学工作也很顺利，没有特别大的压力，人也不算劳累，似乎没有什么明显的诱因。

就在我打算放弃寻找诱因，开始给患者讲治疗事宜的时候，这位患者突然说："大夫，我会不会是受寒了？"我一听觉得有点奇怪，就问他："这大热天的，您怎么受寒的呀？""我们教室里有空调，正吹我，我一天上两节大课，吹四个小时。"我一听，这么吹人还受得了？看来这位老师的痛风性关节炎很可能就是空调给吹出来的。

在这位患者来找我看病的那个年代，安空调的家庭还不多，后来随着人民生活水平的提高，家家户户都有条件安空调了，我再遇到夏天犯病的患者，都会问问是不是吹空调比较多。

痛风患者一定要注意，夏天不要贪凉，家里的空调一定要调到26摄氏度以上，并且不要让空调直吹自己。

● **医生提示**

对于职场人士来说，夏天在办公室里开空调是不能避免的。这时候，一定要做好自身的防寒保暖工作，可以多穿一件空调衫，并且在颈部系上一条丝巾。这样不仅能够避免痛风发作，对颈椎也好。

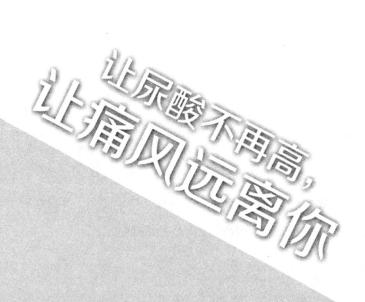
让尿酸不再高，
让痛风远离你

痛风患者自我管理法5

痛风不同状态的应对策略：痛风的发展可以大致分为四个阶段。从无症状的尿酸高到痛风发作，再到关节的严重破坏和肾脏功能损伤。很多痛风患者对于疾病不够重视，认为痛风只是在发作时引起关节疼痛，而不发作时就没有什么危害，我在这里告诉大家这是大错特错的，每个痛风患者都应清楚认识到自己的状态，从而轻松应对。

无症状高尿酸血症期的应对策略

无症状高尿酸血症是指血尿酸水平超过正常上限（男性为416毫摩尔/升，女性为357毫摩尔/升），但没有任何主观不适的临床状态。

● 无症状高尿酸血症患者不必过分担忧

我们通常认为无症状高尿酸血症是一种痛风前期状态，如果不加控制，最终有可能引起痛风性关节炎急性发作，甚至肾脏损害等一系列并发症。现在人们的健康意识提高了，很多人了解到尿酸增高与痛风之间的关系，所以越来越多的人拿到体检报告，发现尿酸高，就马上来就诊，甚至要求大夫开药降尿酸。

我觉得这种现象是非常好的，重视自己的病情，才是恢复健康的第一步。但凡事不能太过，对待无症状高尿酸血症，完全没有必要使用药物。因为有研究者统计，一半以上，甚至高达80%的无症状高尿酸血症患者，终身都不会出现痛风症状。而药物治疗具有明确的不良反应，所以用药来降低未来不一定会出现的风险，是不值当的。

对于无症状高尿酸血症患者来说，只要注意改变饮食等生活方式，大部分人可以把血尿酸降低至正常范围内，并且终身不发展为痛风。

● 无症状高尿酸血症患者不能掉以轻心

听我这么一说，您是不是松了口气，觉得自己没事了，甚至已经觉得自己是一辈子不会发病的那部分人了？可别高兴得太早，因为谁也不能预测自己的未来，医生也不行。高尿酸血症患者痛风发作的概率可比正常人高不知多少倍，就像怀揣着一颗炸弹，随时有可能"爆炸"。

一旦发现自己患有高尿酸血症，千万不能掉以轻心，虽说不必用药，但上医院，见医生，是必需的。这里面有两层意义。

首先，医生会给您做一些深入检查，判断有没有肾脏等其他脏器的损害。因为虽然痛风的典型表现是急性关节炎发作，但也有一小部分患者，并没有出现典型的关节炎症状，就已经存在痛风结节，或者已经有肾功能损害了。医生通过各种检查，包括化验和影像学检查等，会了解这些痛风经常破坏的器官是否健康。如果一切正常，您才能被真正诊断为无症状高尿酸血症。这时候，您也就可以松口气了。

其次，医生会指导您进行以饮食为主的生活方式调整。第一，针对肥胖患者，要减肥，控制总能量摄入。第二，要忌口，不吃高嘌呤食物，少吃较高嘌呤食物。第三，要戒酒。第四，要适当运动，运动不仅有利于减肥，还能很好地改善身体代谢状况，减轻胰岛素抵抗，这不仅对降低血尿酸有用，对降低血糖、血压、血脂，同样有积极作用。

如果您听医生的话，做出了这些改变，并长期坚持，那相信尿酸在您的身体里会安分守己的，您也会成为终生不会痛风发作的幸运儿。

● 医生提示

　　无症状高尿酸血症在有痛风家族史、肥胖、饮食不节、工作压力大的人群中发病率更高，这些人更要注意定期体检，及时了解自己的血尿酸水平。

痛风急性发作期的应对策略

痛风急性发作期，是指血尿酸增高，关节出现红、肿、热、痛等急性关节炎表现的临床阶段。出现了这些症状，标志着患者由高尿酸血症阶段进入痛风阶段，这是痛风患者最难忘、最难熬的一个阶段。

● 痛风急性发作期需要使用药物治疗

如果说无症状高尿酸血症期不必用药是因为"前路茫茫"，不可预知因素太多，那痛风急性发作期就是"残酷的现实"已经摆在眼前，必须当机立断，马上处理。

有意思的是，每当我要给痛风性关节炎急性发作的患者用药时，总有一部分患者，虽然疼得龇牙咧嘴，但还是摇摇头，问我："大夫，能不能不吃药？"在中国老百姓心中，"是药三分毒"的观念根深蒂固，还有很多人担心会药物依赖，所以宁肯自己扛着，也不想吃药。这个时候，我一般会和患者慢慢解释会用到什么药，以及用药的目的，以消除他们的顾虑。

我们给痛风患者用药，首选非甾体抗炎药。这名字念起来挺拗口，您可能感觉很陌生，可我要告诉您它的俗名——解热镇痛药，您一下就知道这是一类什么药了。我们平时感冒、发烧、头痛，经常吃的就是这一类药物，比如对乙酰氨基酚（扑热息痛）、布洛芬（芬必得），都是最常见不过的，我们甚至都不需要医生，有个头疼脑热，自己就会去药店买来吃。

这类药物虽然平常，但作用可一点不含糊，尤其擅长对付关节炎发作，解热、消炎、镇痛都非常"给力"，一般用药后，关节红、肿、热、痛的症状会很快缓解，逐渐消失。

总的来说，非甾体抗炎药是一类非常安全的药物，而且只在痛风急性发作期使用，所以完全不必担心药物依赖的问题。这类药物最大的不良反应是有可能引起胃肠道不适，另外，在极少数患者中，会影响肝功能。所以，在为患者选择药物时，医生一般会选择对胃肠道刺激较小的塞来昔布（西乐葆），并且会常规检测肝功能。

在痛风刚刚发作，刚有一点关节痛的苗头的时候，就应该马上服用非甾体抗炎药，这样，很有可能将病痛压下去，没有疼大发，病就好了。

需要注意的是，非甾体抗炎药的作用，并不仅仅是止疼。不少患者仅仅把我开的塞来昔布当作止疼药来吃，疼得不行就吃一片，能忍受了就不吃，结果，病情总也控制不住，拖拖拉拉，疼了很久。其实，非甾体抗炎药还有一个很重要的作用是消炎，可以消除关节的炎症，控制病情。患者应该坚持服药，直到关节红、肿、热、痛的症状都完全消失为止。

当然了，症状完全消失后，就没必要再吃非甾体抗炎药了，否则不但没有治疗作用，对胃肠道和肝脏还有不良影响。

如果患者关节炎的病情过于严重，血尿酸过高，非甾体抗炎药控制不了，那我们还会给患者服用秋水仙碱。秋水仙碱在缓解痛风性关节炎疼痛方面有奇效。有一些患者，在服用大剂量塞来昔布几天后，疼痛仍没有丝毫缓解，感觉简直生不如死，用上秋水仙碱后几小时，疼痛就奇迹般地消失了。

秋水仙碱是治疗痛风的代表性药物，疗效也很明确，但不良反应比较大，所以我们一般还是首选非甾体抗炎药。可如果患者的病情得不到控制，还是需要果断使用秋水仙碱的。有一点需要注意，秋水仙碱必须在医生指导下服用，不能自己乱吃，否则是很危险的。

● 痛风急性发作期要绝对忌口

前面我们已经反复强调了，在痛风急性发作期，血尿酸非常高，身体状态很脆弱，我们不能再额外给身体增加一点负担，不能再摄入过多的嘌呤。痛风急性发作期患者，每日嘌呤摄入量要严格控制在150毫克以内。在饮食上，要特别注意食材的选择，所进食的食物，都应该是低嘌呤的。同时，痛风急性发作期患者，还应该多喝水，多吃水果等碱性食物，促进尿酸排泄。另外，高脂肪食品也是要严格禁止的，以免影响尿酸排泄。

● 痛风急性发作期食谱举例

在痛风急性发作期，可选择的食物很少，要兼顾低嘌呤与营养全面就更不容易，可尽管如此，如果大家多花些心思，在食材的搭配上下些功夫，还是可以吃得既营养又美味，还不给身体增加负担的。

下面，我就给大家推荐一道适合痛风急性发作期患者食用的菜肴，希望能够抛砖引玉，启发您的思路。

【菜品名称】丝瓜炒猪血

【材料】丝瓜1根（可食部200克左右），猪血50克，盐、味精适量，食用油8克

【嘌呤含量】丝瓜22毫克（11毫克/100克可食部），猪血6毫克（12毫克/100克可食部）。总嘌呤含量28毫克。

【能量】丝瓜40千卡（20千卡/100克可食部），猪血27.5千卡（55千卡/100克可食部），食用油72千卡（900千卡/100克可食部）。总能量139.5千卡。

【做法】

1. 猪血洗净，切厚片；丝瓜洗净，去蒂，去皮，切条。

2. 锅中加适量水，烧开，加入盐、味精，放入丝瓜和猪血，烧5分钟左右，至猪血变色，丝瓜变软，汤汁基本烧干，捞出即可。

【点评】这道菜的做法非常简单，内涵却不简单。这道菜的总嘌呤含量只有28毫克，总能量不会超过139.5千卡，非常符合痛风急性发作期患者低嘌呤、低能量的饮食要求。这道菜荤素搭配，并没有因为限制嘌呤含量而采用"全素斋"，而是充分顾及了营养均衡的需求。每100克猪血含有蛋白质12.2克，与猪肉相仿，脂肪却只有0.3克，和大白菜差不多，是真正的高蛋白、低脂肪食品；更可贵的是，猪血中含有丰富的铁，达到8.7毫克/100克，是牛肉的2倍，这对于痛风患者补充营养，预防贫血，是非常有好处的。丝瓜除具有一般蔬菜低能量、高膳食纤维的优点，还有很好的利尿作用，能够帮助痛风患者排出尿酸，减轻病情。

【菜品名称】青椒木耳炒鸡蛋

【材料】青椒2根（可食部100克左右），水发木耳50克，鸡蛋1个，盐、味精适量，食用油8克

【嘌呤含量】青椒9毫克（9毫克/100克可食部），木耳4.5毫克（9毫克/100克可食部），鸡蛋0.6毫克（1毫克/100克可食部）。总嘌呤含量14.1毫克。

【能量】青椒23千卡（23千卡/100克可食部），木耳10.5千卡（21千

卡/100克可食部），鸡蛋86.4千卡（144千卡/100克可食部），食用油72千卡（900千卡/100克可食部）。总能量191.9千卡。

【做法】

1. 青椒洗净，去蒂，去籽，切成小丁；木耳洗净，去蒂，放在水中焯熟，捞出，切成小丁；鸡蛋磕入碗中，搅匀。

2. 热锅凉油，放入鸡蛋，翻炒至定形，盛出备用。

3. 锅中留底油，放入青椒、木耳，翻炒几下。

4. 放入鸡蛋，加盐、味精，翻炒均匀即可。

【点评】这又是一道荤素搭配，兼顾低嘌呤与营养全面的经典菜肴。青椒炒鸡蛋是家家都会做的菜，再加入木耳，无论是颜色还是营养都更加丰富。鸡蛋是营养非常全面的食物，能够为人体补充蛋白质、钙、锌等一系列营养成分，而且嘌呤含量极低，特别适合痛风患者日常食用。青椒的维生素C含量非常高，甚至比水果中的"维生素C之王"猕猴桃还要高很多。这道菜采用爆炒的方式，极大地保存了青椒中的维生素C，对痛风患者的健康非常有益。木耳中含有一些多糖成分，具有一定防癌抗癌的功效；另外木耳还含有较多胶质，能够促进排便，这对于帮助尿酸随粪便排出也是有好处的。

● 医生提示

对于平时服用别嘌呤醇等药物控制尿酸的患者来说，痛风急性发作时，要继续服用，保持药量不变。

在痛风急性发作期，尽量不要服用影响尿酸排泄的药物，如青霉素、利尿剂、维生素B_1、维生素B_2、乙胺丁醇、左旋多巴等。

痛风缓解期的应对策略

度过了难熬的急性发作期，患者就进入了相对缓和的无症状痛风缓解期，如果没有控制好血尿酸，痛风急性发作与缓解反复交替，则被称作痛风慢性期。这一时期是个差异很大的阶段，有些人病情控制很好，一辈子都没有再次经历痛风急性发作，而有些人的血尿酸水平居高不下，痛风性关节炎时不时就会"光顾"一下。对于这两类患者，病情缓解时的应对方式，无论饮食还是用药都有所不同。

● 痛风缓解期不是每个人都需要吃药

我们都知道高血压、糖尿病患者，大多需要长期用药控制，也就是所谓的终身服药。所以，很多痛风患者最关心的问题，就是病好了（痛风性关节炎症状消失后），还用不用吃药，是不是也需要一辈子靠吃药来预防痛风发作。

对于这个问题，首先可以明确地说，痛风急性发作期所用的两类药物——非甾体抗炎药和秋水仙碱，在痛风缓解期是不会再应用的。这两类药属于救急药，只在"战争状态"大显身手，等症状完全缓解，进入"和平年代"的时候，它们就该隐退了。

那需不需要服用其他药物呢？这要因人而异，具体情况具体分析。

医学界一般认为，对于每年仅有一两次痛风发作，甚至更少，缓解期血尿酸水平和肾功能都正常的患者，是不需要吃药的。这些患者只需要控制好饮食，并随时关注自己的身体状态，一旦有关节痛的苗头，马上服用非甾体抗炎药进行"打压"即可。

对于每年痛风发作超过两次的患者，血尿酸水平持续偏高，或者存在肾功能损害，那就需要服用药物来降低尿酸，控制痛风性关节炎发作，避免肾损害等并发症。

能够降低尿酸的药物主要有两类：一类是以别嘌呤醇为代表的抑制尿酸合成的药物；另一类是促进尿酸排泄的药物，主要有丙磺舒、磺吡酮、苯溴马隆等。这些药物都能够大大降低血尿酸水平，但也存在一定的不良反应。

第一，降低尿酸的药物反而有可能诱发痛风发作。这听起来有点奇怪，实际上很容易理解。药物让血中的尿酸水平急剧降低了，关节中的尿酸盐结晶就会溶解释放，准备补充到血液中。但关节释放的尿酸太多了，一下子还来不及进入血液，全都存留在小小的关节腔里，这可是个不小的刺激，很有可能诱发关节炎发作。

当然，对于这种情况不必过于担心，医生在给患者开降低尿酸药物的同时，还会开非甾体抗炎药"保驾护航"，预防痛风性关节炎发作，一段时间后，患者的血尿酸稳定在357毫摩尔/升以下了，就不需要再服用非甾体抗炎药了。

第二，促进尿酸排泄的药物会增加泌尿系统结石的危险。因为尿酸排泄要通过泌尿系统，当尿酸排泄增多时，泌尿系统中的尿酸浓度就会相应升高，如果饮水不足，这些尿酸就有可能在泌尿系统析出、沉积，形成结石。

服用促进尿酸排泄的药物，如丙磺舒、磺吡酮、苯溴马隆等，一定要注意多喝水，多吃碱性食物，防止尿酸从尿液中析出。有条件的患者，每天可以用苏打水代替一部分饮用水。

第三，降低尿酸的药物都有一些不良反应。比如别嘌呤醇可能会引起免疫系统和肝脏损害，还有可能导致过敏。促进尿酸排泄的药物也可能引起胃肠道不适和过敏等不良反应。

因为药物有这样那样的缺点，所以对于痛风缓解期患者来说，改变饮食控制等生活方式是基础，是重中之重，不能把希望都寄托在药物上。如果积极地调整了生活方式，仍不能控制好尿酸水平，痛风性关节炎仍频繁发作，甚至出现了肾功能损害，那药物"该出手时就出手"，不要有太多顾虑。

● 痛风缓解期患者必须重视合理饮食，适当运动

通过刚才的介绍，我们知道了在痛风慢性期可能会用到的药物，也了解到这些药物的不良反应。我在临床遇到的患者中，大部分是不愿意吃药的，我们也不愿意轻易给患者开药。但不吃药有一个前提，就是尿酸控制得好。想要把尿酸控制好，自己的生活方式必须做出改变。

首先是坚持控制饮食。很多患者在急性发作期很听话，严格忌口，什么都不敢吃，病情一缓解，马上"好了伤疤忘了疼"，大鱼大肉又渐渐吃开了。其实缓解并不是好了，只是症状暂时消失了，这时候仍需要控制嘌呤摄入，每天不应超过400毫克。另外，总能量也要控制，以减轻体重，高脂肪的食物同样不宜食用。

其次是培养良好的运动习惯。急性期不适合运动，缓解期可就要开练了。运动的好处我就不多说了，减肥，促进代谢，增强体质……太多了。

● 痛风缓解期患者食谱举例

对于痛风缓解期患者来说，对食物的选择余地大了很多，也更容易制作出营养、美味的菜肴。在这一时期，做饭时只要稍加留心，注意以下原则即可：

①选择食材以低嘌呤食物为主，适量选择中嘌呤食物。

②注意控制总能量，按照食物份来吃，尽量避免油炸食品、糖果等高热量食品。

③以膳食宝塔为依据安排每日食谱，做到均衡饮食。

下面，我就给大家推荐两道适合痛风缓解期患者食用的菜肴，您也可以发挥您的创造力，做出其他合适的美味。

【菜品名称】番茄鸡片

【材料】鸡胸肉50克，番茄1个（可食部150克左右），白糖10克，盐、味精适量，食用油8克

【嘌呤含量】鸡胸肉70毫克（140克/100克可食部），番茄6毫克（4克/100克可食部）。总嘌呤含量76毫克。

【能量】鸡胸肉66.6千卡（133千卡/100克可食部），番茄28.5千卡（19千卡/100克可食部），白糖39.2（392千卡/100克可食部），食用油72千卡（900千卡/100克可食部）。总能量206.3千卡。

【做法】

1. 鸡胸肉洗净，切片；番茄洗净，去蒂，切小丁。

2. 锅中倒油，油热加入番茄丁，不断翻炒，至番茄丁变软，出汤，加入盐、味精、白糖，继续翻炒，直至番茄成酱状。

3. 放入鸡片，继续翻炒至鸡片全熟即可。

【点评】这也是一道非常简单的菜肴，适合上班族晚餐时食用。这道菜的嘌呤含量与能量都适中，对于病情缓解，血尿酸正常的患者是十分合

适的。鸡胸肉的蛋白质含量差不多是猪后臀尖肉的1.5倍，脂肪含量却只有其1/6，可算是肉类中相当低脂健康的。番茄中富含番茄红素，具有很好的抗氧化作用，对于保护心血管健康是非常有好处的。番茄与鸡肉搭配，不仅酸酸甜甜的口感非常招人喜欢，也能促进人体对番茄红素的吸收。

【菜品名称】酸汤鱼片

【材料】草鱼100克，青椒1根（50克左右），红椒1根（50克左右），蒜5瓣，姜2片，黄灯笼辣椒酱适量，盐、味精、柠檬汁（或白醋）适量，食用油5克

【嘌呤含量】草鱼140毫克（140克/100克可食部），青椒4.5毫克（9毫克/100克可食部），红椒4.5毫克。总嘌呤含量149毫克。

【能量】草鱼113千卡（113千卡/100克可食部），青椒11.5千卡（23千卡/100克可食部），红椒11.5千卡（23千卡/100克可食部），食用油45千卡（900千卡/100克可食部）。总能量181千卡。

【做法】

1. 草鱼肉切成薄片；青椒、红椒洗净，去蒂，切成圈状；蒜切成末。

2. 锅中放油，六成热时放入蒜、姜，再加入黄灯笼辣椒酱爆香。

3. 加水，大火烧开，放入鱼片，加入盐、味精。

4. 鱼片熟时加入柠檬汁，略煮片刻，关火。

5. 撒上青椒、红椒圈点缀。

【点评】这是一道让人食欲大开的菜，非常适合病情长期缓解，血尿酸正常的痛风患者食用。草鱼肉细嫩鲜美，富含钙、铁等微量元素，脂肪含量又比红肉低。青椒、红椒没有经过高温烹煮，维生素C等营养成分得以很好的保存。柠檬汁是碱性食物，不仅能使菜肴口感更好，还能促进尿酸排泄。最后有一点需要大家注意，鱼肉好吃，汤可不要喝，因为汤中油脂含量较多，而且嘌呤也都溶解在里面。

● **医生提示**

痛风反复发作，血尿酸控制不佳的患者需要药物治疗，具体药物类型要根据24小时尿酸排泄的情况选择。如果大于800毫克，很可能属于生产过剩型痛风，需要使用抑制尿酸生成的别嘌呤醇；如果小于800毫克，很可能属于排泄减少型痛风，需要应用促进尿酸排泄的药物。

痛风合并糖尿病的应对策略

用"祸不单行"来形容痛风合并糖尿病的患者，我想再合适不过了。患上痛风本已很不幸，但偏偏痛风患者患上糖尿病的概率是普通人的2~3倍，于是就有越来越多更加不幸的患者，同时患有痛风和糖尿病。

● 痛风合并糖尿病，改变生活方式是基础

痛风和糖尿病都是代谢病中的"大户"，对饮食和用药都有诸多要求，患上其中一种，患者已经觉得自己的生活要小心翼翼了，如果同时合并两种疾病，那简直是"活不下去"了。

我有一位患者，患痛风有十年了，这十年来虽然病情时有反复，但还能承受，情绪一直也很平稳。谁知有一天，他满面愁容地走进诊室，一坐下，就忍不住唉声叹气。我就赶紧问他："怎么了，是不是关节炎又犯了？"没想到患者说不是，还从包里掏出一张化验单摆在我面前，说："大夫，我血糖又高了，以后我可怎么办啊？"

患者当时的心情非常差，感觉都有点绝望了。我拿起化验单看了看，

空腹血糖6.5毫摩尔/升，属于空腹血糖异常状态，还不能诊断为糖尿病，就对他说："你这还不是糖尿病呢。你回去通过饮食调整加运动，血糖很有希望恢复正常的。再说了，就算是糖尿病，我见过的痛风和糖尿病一块儿得的患者多了，还是有办法治的，人家也都活得好好的。"听我这么一说，这位患者的眼睛放光了，忙问我："大夫，那您说我这怎么治啊？"

我就嘱咐这位患者要再检查一下糖化血红蛋白和糖耐量试验，确定一下血糖异常到底处于什么状态。同时，一定要改变生活方式。这位患者体重超重，之前我就一直让他控制饮食，多运动，把体重减到理想状态。但因为痛风发作不算频繁，所以这位患者一直没太注意，这么多年来，体重不但没减，反而重了些。现在糖代谢也出现异常了，我告诉这位患者，减肥是势在必行了。

不光是这一位患者，所有代谢病患者治疗的基础都不是药物，而是改变生活方式，作息要规律，每天坚持半小时以上有氧运动，有意识地放松身心，为自己减压。当然，最重要的还是控制饮食。痛风合并糖尿病的患者在饮食上要注意以下几点原则：

第一，控制总能量摄入。根据标准体重计算自己一天需要摄入的能量，如果是超重或肥胖患者，还要在此基础上再减少20%左右。这样做能够减轻体重，对痛风和糖尿病的病情恢复都十分有利。

第二，每日摄入的总能量，来自碳水化合物占50%～55%。之前我们介绍痛风患者适宜吃低蛋白质、低脂肪，所以能量的重要来源是糖类（碳水化合物）食物，要占到总能量来源的55%～65%，甚至达70%。但现在加上了糖尿病，情况就有所变化了。糖尿病是糖代谢紊乱，自然不适合再摄入那么多的糖类（碳水化合物）食物，所以，这时的糖类（碳水化合物）摄入比例，就在痛风患者病情允许的下限——55%左右，如果糖尿病病情严重，对血糖的控制需要更严格，还可以进一步下降到50%左右。

第三，少吃多餐，减少每顿正餐的食量，在两餐之间再吃少量加餐。

这样做主要是为了使血糖更加平稳。

第四，多吃富含膳食纤维的食物。富含膳食纤维的食物主要是各种蔬菜，多吃蔬菜，无论对治疗痛风还是对治疗糖尿病都有好处。膳食纤维不仅不被人体消化吸收，还能延缓人体对糖类物质的吸收，对平稳血糖非常有利。同时，膳食纤维能增加排便量，促进排便，对帮助尿酸随粪便排出十分有好处。

第五，清淡饮食，少盐，少糖。少糖不用解释了，糖尿病患者不宜吃糖。少盐主要是为了预防高血压，已经是痛风合并糖尿病了，要是再来个高血压，那真是"活不下去"了。

第五，戒烟，戒酒。

● 痛风合并糖尿病患者食谱举例

痛风合并糖尿病患者，在饮食上既要兼顾低嘌呤，同时升血糖还不能太快，总能量也得控制。有时候我觉得，为痛风合并糖尿病患者配餐的人，也真是煞费苦心。下面我就给大家介绍一道适合痛风合并糖尿病患者食用的菜肴。

【菜品名称】鸡丝凉面

【材料】面条100克，鸡胸肉50克，黄瓜100克，生菜100克，芝麻酱10克，蒜5瓣，盐、榨菜丁、香油少许

【嘌呤含量】面条17毫克（17毫克/100克可食部），鸡胸肉70毫克（140毫克/100克可食部），黄瓜15毫克（15毫克/100克可食部），生菜13毫克（13毫克/100克可食部），芝麻酱5.7毫克（57毫克/100克可食部）。总嘌呤含量120.7毫克。

【能量】面条284千卡（284千卡/100克可食部），鸡胸肉66.6千卡（133千卡/100克可食部），黄瓜15千卡（15千卡/100克可食部），生菜

13千卡（13千卡/100克可食部），芝麻酱61.8千卡（618千卡/100克可食部）。总能量440.4千卡。

【做法】

1. 鸡胸肉洗净，煮熟，撕成细丝；黄瓜洗净，去尾，切丝；生菜洗净，切丝；蒜切末；芝麻酱加适量水澥开，加入适量盐混匀。

2. 锅中放水，烧开，下入面条，煮熟捞出，过凉。

3. 控干面条的水分，装入盘中，在上面放上鸡丝、黄瓜丝、生菜丝，浇上芝麻酱，撒上蒜末、榨菜丁，淋上一点香油，拌匀即可食用。

【点评】这是一道连菜的主食，忙碌的中午吃上一盘子，又省事，又管饱，营养又全面。鸡肉是一种高蛋白、低脂肪、中等嘌呤含量的肉类食品，非常适合需要控制能量摄入，又要补充必要蛋白质的痛风合并糖尿病患者。黄瓜丝和生菜丝口感脆嫩，不仅可使这道面食更好吃，也提供了大量痛风合并糖尿病患者所需的膳食纤维，而且，这两样东西几乎没有什么能量，却很能"占肚子"，对减肥也有好处。芝麻酱是由芝麻研磨制成的，富含不饱和脂肪酸，加入一点，不仅吃起来非常香，也能帮助调节体内脂肪酸平衡，维护心血管健康。

● 痛风合并糖尿病患者用药需谨慎

我们希望所有的代谢异常者通过以饮食控制为主的生活方式调整都能恢复正常，但愿望是美好的，现实却不能尽如人意，还是有相当一部分患者需要依靠药物治疗。尤其是很多糖尿病患者，是需要长期服药来控制血糖的。

当我遇到痛风合并糖尿病患者时，开药都会十分小心，会对这些药物挑挑拣拣。我希望每位患者也能了解基本的用药禁忌，这样才能更好地对自己的身体负责。

治疗糖尿病的药物有好几类，一般不会引起痛风性关节炎急性发作，但有些药物对血尿酸代谢是有一定影响的。

很多糖尿病患者都知道，如果存在体重超重或肥胖的问题，医生会首选二甲双胍。这是一种历史悠久的药，价格便宜，疗效确切，而且有减肥作用，深受医生和患者的喜爱。但是，二甲双胍有使体内乳酸堆积的不良反应，而乳酸过多会抑制尿酸经肾脏排泄，长期服用，会使血尿酸水平升高。所以，痛风合并糖尿病的患者，不适宜服用二甲双胍。

还有一大类降糖药是磺脲类药物。这一类药物对血尿酸的影响差异很大。第一代磺脲类药物醋磺己脲具有降糖、降尿酸的双重功效，但由于不良反应太大，临床上已经基本不用了。目前临床上应用比较多的格列本脲、格列美脲、格列齐特等，长期使用都会影响肾功能，减少尿酸排泄，甚至有增加痛风性关节炎急性发作的风险，都不适合痛风患者。只有格列喹酮，长期服用对血尿酸影响很小，适合痛风合并糖尿病患者。

还有很多患者，单靠口服降糖药不能把血糖控制在理想水平，需要注射胰岛素治疗。理论上，胰岛素在降低血糖的同时，能够促进尿酸合成，使血尿酸升高，有加重痛风病情的风险。这是不是说痛风合并糖尿病患者就不能接受胰岛素治疗了呢？不是的。通过大量的临床观察发现，胰岛素降低血糖的效果确切，对血尿酸的影响却微乎其微，所以痛风合并糖尿病患者可以放心大胆地使用胰岛素。

● 医生提示

痛风患者在因为糖尿病就诊时，即使血尿酸水平控制在正常范围内，也别忘提醒医生，您存在痛风的问题，以便医生在开药时有所考量。

痛风合并高血压的应对策略

痛风患者有一半以上都同时患有高血压，所以了解如何对付在身体内并存的两种疾病，是每一位痛风合并高血压患者都必须面对的课题，也是我们医生经常遇到的难题。好在，痛风与高血压的控制与治疗，在很多方面都是一致的，相通的。痛风合并高血压患者，只要在控制好痛风的基础上，有意识地兼顾一下对血压的控制就可以了。

● "吃""动"两手抓，嘌呤、血压全控制

我们一直在反复强调改变生活方式对痛风病情控制的影响，好处也说了很多，这里我就不重复了。在临床中我发现一个问题，很多患者对吃的重视程度比较高，无论能不能严格控制饮食，最起码都有这个意识，很多人来看病时还会自我检讨，跟我说这一阵肉又吃多了。但大家对运动的重视却不够，似乎这不是硬性规定似的。

我有一位患者，患高血压很多年了，最近又患上痛风，来找我看病。在度过急性发作期之后，我对这位患者说："您可一定得运动了，您看看

您身上这肥肉，不运动下去，痛风还得犯，血压也老高，以后肾可就坏了。"

因为高血压不疼不痒，以前心内科的大夫让他运动他都没当回事，这次痛风性关节炎发作，把他折腾得够呛，再听我这么一说，真动心了，就问我："大夫，您说我做什么运动好啊？用不用去健身房？"我就跟他说："你现在胖，没必要做太激烈的运动，每天下班回家走半小时路就行，关键是坚持。"

这位患者听完点点头，就回家了。一个月以后，他来复诊，我看他的肚子明显小了，就知道绝对是听话去运动了。果然，患者喜气洋洋的，一落座就说："大夫，您看我瘦了吧？我真后悔没早点运动。走了这些日子，我觉得肚子小了，喘气舒服了，而且血压也降了，我刚从心内科过来，那边的大夫还表扬我来着，还给我减了一点降压药呢。"

看着患者现在的精神状态，我也很为他高兴。运动能够降低血压，是有大量实验证据的。许多研究表明，一次有氧运动，能够使血压下降0.5~1.2千帕，并且这种降压效果能维持一天。如果长期坚持运动，那血压会下降得更多。对痛风合并高血压的患者，我都会一再强调运动的重要性，鼓励患者"迈开腿"。

当然，"管住嘴"对痛风合并高血压患者也同样重要。痛风与高血压的饮食总原则是一样的，都是控制总能量，低脂、高膳食纤维饮食，只不过痛风饮食更侧重对嘌呤的控制，而高血压饮食更注意对盐的控制。

对于高血压患者来说，国际上推行的饮食方案是DASH饮食，这是一种强调增加钾、镁、钙、膳食纤维、不饱和脂肪酸摄入，减少钠、胆固醇和饱和脂肪酸摄入的饮食方式。在对食物的选择上，推崇蔬菜、水果、鱼类、低脂或脱脂奶制品、全麦制品、薯类主食和坚果，尽量少吃红肉、动物内脏和甜食，以及含盐量高的零食。有研究表明，采用DASH饮食8周后，血压可降低10%，因此所有高血压或临界高血压患者都应该采取这种饮食方式。

　　这种DASH饮食，其实非常类似痛风饮食，对痛风患者大体上也是适合的，只是要注意，鱼类和全麦制品因为所含嘌呤较多，摄入需要限量。所以对于痛风合并高血压患者来说，饮食完全可以以痛风饮食为蓝本，在烹调时更加注重限盐即可。

● 痛风合并高血压患者食谱举例

　　高血压饮食强调限盐，刚开始可能会觉得有些索然无味，但别着急，坚持一段时间后，舌头上的味蕾恢复了敏感，一点点盐也能吃得很有滋味了，不仅如此，您会发现更能品味出食物本身的鲜香，饭菜都更好吃了。下面我就给大家介绍一道适合痛风合并高血压患者食用的菜肴。

　　【菜品名称】胡萝卜、木耳拌芹菜

　　【材料】胡萝卜75克，水发木耳75克，芹菜100克，盐3克，醋、香油适量

　　【嘌呤含量】胡萝卜6.8毫克（9毫克/100克可食部），木耳6.8毫克（9毫克/100克可食部），芹菜10毫克（10毫克/100克可食部）。总嘌呤含量23.6毫克。

　　【能量】胡萝卜30千卡（40千卡/100克可食部），木耳15.8千卡（21千卡/100克可食部），芹菜20千卡（20千卡/100克可食部）。总能量65.8千卡。

　　【做法】

　　1.胡萝卜洗净，削皮，切丝；木耳，洗净，去蒂，焯熟，切丝；芹菜去根，洗净，切丝。

　　2.将各种丝放入盘中，倒入醋，撒上盐，点几滴香油，拌匀即可。

　　【点评】这道菜的能量和嘌呤含量都极低，即使是痛风急性发作期的

患者也可以食用。这道菜只放了一点盐，用醋提味，口感非常清爽，非常适合作为夏日小凉菜。芹菜是有名的降压蔬菜，膳食纤维含量丰富，能量很低，特别适合痛风合并高血压患者食用。胡萝卜和木耳都是DASH饮食中常见的食材。这两种食物虽是素菜，但营养非常丰富。胡萝卜富含胡萝卜素，可以在体内转化为维生素A，对眼睛保健十分有益。木耳是著名的山珍，富含多种人体必需的微量元素，对心血管健康有一定的保护作用。整道菜红、绿、黑颜色搭配，非常鲜艳，勾人食欲。还有一点需要大家注意，在择菜时不要去除芹菜叶，因为芹菜叶的降压效果要大大优于芹菜茎。

● 痛风合并高血压患者不宜用利尿剂类降压药

高血压是一种需要长期用药控制的疾病，当高血压患者同时患有痛风时，在药物选择上，就存在一些禁忌。

前几天门诊，我遇到一位患者。一坐下，什么也不说，就从包里往外掏药，摆在桌上一溜。我一看，有四五种药，大部分是降压药。我觉得患者挺有意思的，就问他："您哪里不舒服啊，需要我帮您什么啊？"这位患者这才开口，说："大夫，我有高血压、冠心病，好多年了，这不最近体检又查出来尿酸高。我听人说尿酸高不能随便吃降压药，您帮我看看，我这些药还能吃吗？"

我这才恍然大悟，觉得患者能有这种意识，非常难得，就帮患者一一解释，这些药哪种不宜再服用，哪种可以继续吃，还建议他再去找心内科的大夫，说明尿酸高的情况，请他们调一调药。

这位患者带来的自己平时服用的降压药有三种，也是临床上应用很多的三类降压药，它们对血尿酸的影响各不相同。

第一种药是氯沙坦，属于血管紧张素受体拮抗剂，同类的常用药还有缬沙坦（代文）。这类药物降压效果很好，不良反应也很少。最最难得的是，这类药物能够抑制肾小管对尿酸的重吸收，增加尿酸的排泄，对促进尿酸排泄有一定作用，另外，这类药物还能碱化尿液，增加尿酸在尿液中的溶解度，预防尿路结石，可说是"花一样钱办三样事"，一举三得，非常适合痛风合并高血压患者，常被作为首选。

第二种药是硝苯地平，属于钙拮抗剂，同类药还有尼群地平等。这种药对血尿酸水平影响不大，痛风合并高血压患者可以选用。

第三种药是氢氯噻嗪，属于利尿剂，同类药还有吲达帕胺（寿比山）、螺内酯（安体舒通）等。这种药单独使用时降压效果不明显，而且会妨碍尿酸排泄，使血尿酸水平升高，甚至会导致痛风性关节炎急性发作。所以，痛风合并高血压患者不宜选用利尿剂类降压药，以及含利尿剂成分的复发降压药。

还有一类药物这位患者没带来，也非常常用，叫血管紧张素转换酶抑制剂，包括卡托普利（开博通）、贝那普利（洛丁新）等。这类药物能使半数以上患者的血尿酸水平升高，因而在使用时需要定期化验，密切监控血尿酸水平，一旦升高，应立即换用其他药物，以免引起痛风性关节炎急性发作。

通过我以上的介绍，痛风合并高血压患者应该已经比较了解，哪一类药物适合自己，哪一类药物不适合自己，哪一类药物在使用时需要严密监控。

● **医生提示**

通过降压药的通用名，我们大致就能分辨出它属于哪一类药物。比如，血管紧张素受体拮抗剂，基本都叫"×沙坦"；血管紧张素转换酶抑制剂，基本都叫"××普利"；而钙拮抗剂，大多叫"××地平"。一看名字，就知道适合不适合自己了。

痛风合并高脂血症的应对策略

痛风合并高脂血症的患者在临床上非常常见，因为痛风在一定程度上是吃出来的，高脂血症更是如此。而且，导致痛风的饮食——大鱼大肉，海鲜啤酒，蔬菜水果摄入不足，也同样可以引起高脂血症。既然发病原因类似，那在应对策略上，两种疾病也有很多共通之处。

● 痛风合并高脂血症，饮食应以素为主

既然痛风合并高脂血症与不良的饮食习惯密切相关，那改变就要从吃开始。暴饮暴食，高能量、高脂肪饮食，烟酒无度，这些都要不得了。从现在开始，应该控制总能量摄入，坚持低脂、低嘌呤、高膳食纤维饮食，并且戒烟、戒酒。因为符合低脂、低嘌呤、高膳食纤维要求的食物基本都是素食，所以痛风合并高脂血症患者的饮食应以素为主，多吃蔬菜，适量吃水果，少吃肉类，尤其是红肉，喝脱脂牛奶，选择淡茶水作为饮料。

我说痛风合并高脂血症患者饮食应以素为主，是说素食在整个饮食结构中所占的比例应较大，但并不是要患者吃素，一点荤腥不沾。

　　我有一位患者就曲解了我的意思，病情不但没好，反而更严重了。这位患者来找我看病时，我通过化验单了解到，他不仅血尿酸水平升高，血脂也不正常，总胆固醇和低密度脂蛋白偏高。发现这种情况，我就建议患者先进行饮食调节，并加强运动，过一段时间后复查，看看指标有没有下降，再决定下一步的治疗方案。

　　饮食的原则我给患者讲得很清楚，患者的决心也很大，表示回家一定认真执行。三个月后，这位患者又来了，我一看化验单，尿酸倒是正常了，胆固醇却更高了。我觉得很纳闷，就问这位患者是不是没有好好控制饮食，还是经常吃一些高脂肪、高能量的食物。

　　没想到这么一问，患者很委屈，说自己整天吃素，一点肉不吃，连鸡蛋也不吃，怎么胆固醇反而高了。听他这么一说，我明白了，这位患者胆固醇水平升高，恰恰是因为他一点荤的不吃。

　　我就和这位患者解释，人身体内的胆固醇不全是从饮食中摄入的，还有一部分是肝脏合成的。因为胆固醇参与很多很重要的生理功能，比如要合成各种激素，所以人体内必须有一定量。饮食中的胆固醇多，肝脏合成的就少，饮食中的胆固醇少，肝脏合成的就多。这个平衡要靠人体自行掌握。如果饮食全素，胆固醇摄入过少，肝脏就会拼命合成来补偿，中老年人自身调节机制比较差，肝脏生产的胆固醇很容易过剩，反而导致血中胆固醇升高。

　　患者皱着眉头听完我解释，他万万没想到，一点肉不吃，反而会刺激肝脏造出更多的胆固醇来。

　　我再次和患者强调，以素食为主，不是全素，肉还是要吃，只是要少吃，要限制脂肪、胆固醇的摄入量。脂肪（包括食用油）每天以30~50克为宜，胆固醇则不超过200毫克。

　　客观地说，这个量比较小，一不留神可能就吃多了，这时怎么办？别忘了，还有运动呢。脂肪被胃肠道吸收进入血液，形成三酰甘油，这时候及时运动，三酰甘油就会被大量消耗，不会变成脂肪囤积在身体里，也不会影响第二天的空腹血脂水平。

另外，建议痛风合并高脂血症患者每天喝一些淡茶水。茶叶本身嘌呤含量很低，对尿酸排泄没有影响，而且茶水有点清香味，也有利于促进患者多喝水，进而促进尿酸排泄。茶叶还有一定的消脂功能，可以减少脂类物质在胃肠道的吸收，对控制血脂有一定作用。另外，喝茶，尤其是绿茶，还有一定抑制食欲的作用，对减肥也有所帮助。减轻体重无论对于痛风还是高脂血症都是十分重要的。

● 痛风合并高脂血症患者食谱举例

痛风合并高脂血症患者，应该吃低脂、低嘌呤饮食，在烹饪方式上，以少油、少盐的凉拌、蒸煮等最为适合。下面我就给大家介绍一道适合痛风合并高脂血症患者食用的菜肴。

【菜品名称】牛肉沙拉

【材料】牛里脊肉30克，玉米粒50克，洋葱50克，甘蓝100克，橄榄油10克，盐适量

【嘌呤含量】牛里脊肉25.2毫克（84毫克/100克可食部），玉米粒4.5毫克（9毫克/100克可食部），洋葱2毫克（4毫克/100克可食部），甘蓝12毫克（12毫克/100克可食部）。总嘌呤含量37.7毫克。

【能量】牛里脊肉32.1千卡（107千卡/100克可食部），玉米粒53千卡（106千卡/100克可食部），洋葱19.5千卡（39千卡/100克可食部），甘蓝22千卡（22千卡/100克可食部），90千卡（900千卡/100克可食部）。总能量216.6千卡。

【做法】

1. 牛里脊肉洗净，在水中焯一下，捞出切小粒；玉米粒煮熟；洋葱去皮，切成小丁；甘蓝洗净，切丝。

2. 锅中放少许橄榄油（在总量以内），把牛里脊粒煎熟，盛出。

3. 取一个大碗，放入玉米粒、洋葱丁、甘蓝丝、牛肉粒，撒少许盐，淋上剩下的橄榄油，拌匀即可。

【点评】这是一道适合痛风合并高脂血症患者食用的经典的荤素搭配菜品。嘌呤含量非常低，能量也不高，而且蛋白质、糖类（碳水化合物）、维生素、膳食纤维、不饱和脂肪酸的含量都非常丰富，是一道简单而营养全面的菜肴。牛肉是非常好的补铁食材，这道菜选用的是肉质细嫩、脂肪含量低的牛里脊肉，先焯水，可以去除一部分嘌呤和脂肪，而油煎，用油量很少，还可以把牛肉本身的脂肪逼出一部分，吃起来一点也不油腻。玉米粒是一种杂粮，可以代替一部分主食，便于控制一天摄入的总能量。玉米粒中膳食纤维的含量非常高，对于减轻体重，促进排便等都非常有好处。而且不同于一般高膳食纤维的食物口感较粗糙，玉米粒香甜美味，十分好吃。洋葱是著名的降脂食材，其中含有蒜氨酸，对调节血脂非常有好处，长期食用，能够预防癌症及动脉粥样硬化。甘蓝是十字花科食物，具有一定的防癌、抗癌功效，是非常好的保健蔬菜。橄榄油是地中海饮食中常用的烹调油，富含不饱和脂肪酸，具有很好的调节血脂、保护心血管作用。这道沙拉做法简单，最大限度地保存了食材的营养成分，特别适合痛风合并高脂血症患者经常食用。

● 痛风患者服用降脂药一般没有禁忌

如果一位痛风合并高脂血症患者来到我的诊室，也像前面提到的那位痛风合并高血压患者一样，把降脂药摆在我面前，我就不用解释那么多了，一句话："心内科大夫给您开的降脂药，接着吃就行了。"因为降脂药对尿酸代谢并没有什么不良影响。话虽简单，但道理还得跟您说明白了。

首先，并不是所有的高脂血症患者都需要服用降脂药，对于一些指标不太高，没有高血压、冠心病等心脑血管并发症的患者，还是以饮食控制加运动为主。如果认真执行了一段时间的生活方式调整，血脂化验指标仍未好转，甚至恶化，或者出现了心脑血管并发症，那就需要加用降脂药了。

其次，高脂血症是一类疾病的统称，又可分为高三酰甘油血症、高胆固醇血症、高低密度脂蛋白血症及混合类型的高脂血症等。根据类型不同，所选用的药物也有所不同。高三酰甘油血症患者适宜选用贝特类，如非诺贝特、吉非罗齐等；而高胆固醇血症患者适宜选择他汀类，如辛伐他汀、阿托伐他汀等。

在这两类药物中，他汀类对尿酸排泄没有什么影响，贝特类可以抑制肾小管对尿酸的重吸收，在一定程度上起到促进尿酸排泄的作用。所以痛风患者服用降脂药，不需要有什么顾虑。

再次，降脂药不合适联用。对于三酰甘油和胆固醇都增高的患者，应根据具体情况选择应用某一类降脂药，并不主张贝特类与他汀类联用，否则会使不良反应大大增加而治疗效果并不明显。

总的来说，痛风合并高脂血症患者是否需要服用降脂药，服用哪种降脂药，用药剂量多少，只要听从心内科大夫的要求就可以了。

● 医生提示

降脂药对肝功能有一定影响，应注意定期检查监测。

第八章

15个痛风患者最关心的问题

痛风同许多内科疾病一样，如糖尿病、高血压病、高脂血症等均为可控制不能根治的疾病，经过合理施治后并不影响患者的寿命和生活质量。

Q1：白酒或红酒可以喝吗？

很多患者都知道海鲜加啤酒会引起痛风发作，也忍痛割爱，不再饮用啤酒。但好喝两口的人不在少数，很多患者酒瘾上来，就会忍不住问我白酒与红酒能不能喝。关于这个问题，我觉得是要区别对待的。

首先，痛风急性发作期，滴酒不能沾。对于急性期患者，没的说，甭管红酒、白酒，什么酒都不能喝。当然了，疼得那么厉害，相信您也没心情喝。

其次，痛风缓解期，如果血尿酸正常，可以喝一点红酒。处于缓解期的患者有两种情况，一种是完全缓解，血尿酸也在正常范围内，这种患者每天或隔天喝一点红酒还是可以的，但要注意量，绝对不能超过一杯（200毫升）。如果虽然症状缓解，但血尿酸水平仍然偏高，那就什么酒也不要喝了，还是忍忍吧。

再次，痛风长期缓解，血尿酸水平长期正常的患者偶尔可以喝一点白酒。有些患者病情控制得非常好，长期稳定，就像没事人似的。对于这类患者，标准可以进一步放宽，不仅平时可以每天喝一杯红酒，在逢年过节时，还可以网开一面，喝一点白酒。但要注意，这只是解解馋，并不是让您开怀畅饮，饮酒量不应超过一盅（30毫升）。

另外还有一点要提醒大家，饮酒伤肝，如果您本身有肝病，或存在转氨酶升高等肝功能异常，那无论痛风病情控制如何，都要严格戒酒。

Q2：痛风患者可以泡脚吗？

痛风患者能不能泡脚，要视病情而定。对于处在缓解期的患者来说，是可以用热水泡脚的，能起到一定舒筋活血、促进血液循环的作用。中老年人在每天临睡前用热水泡一泡脚，能够使站立、行走一天后酸痛的下肢得到舒缓，还能促进血液循环。另外，局部加温也有利于微小的尿酸结晶消散，对关节是有好处的。所以对于痛风缓解期患者泡脚，我们是持肯定意见的。

处于痛风急性发作期的患者，是绝对不能用热水泡脚的。因为此时关节发炎，红、肿、热、痛症状明显，如果再用热水泡脚，无异于火上浇油，受了刺激的关节会肿胀、疼痛得更加厉害，让患者更加难以忍受。痛风患者急性发作后要想恢复泡脚的习惯，要等到疼痛完全消失，病情再次进入缓解期时方可。

有一点要提醒大家：泡脚时水温不宜过高，不要追求烫，尤其是中老年人，皮肤老化，皮脂腺分泌减少，皮肤比较脆弱，水温过高对皮肤的伤害比较大，容易导致皮肤破损、感染。

还有泡完脚一定要马上用松软的毛巾擦干，不要置之不理，任其自然风干。尤其是在冬天，气温较低，经过泡脚，脚上的毛孔都处于张开状态，而且脚上有水，再受风，很容易使关节受寒，有可能引起痛风性关节炎急性发作。这一点一定要特别注意。

Q3：痛风患者可以有性生活吗？

临床上有时会遇到这样的情况，患者在性生活后痛风性关节炎突然发作，非常痛苦。有些患者甚至因此而惧怕性生活，也经常有患者向我咨询，到底痛风患者还能不能进行性生活。

我们说性生活是婚姻生活中必不可少的部分，和谐的性生活能够愉悦身心，增进双方感情，是非常有必要的。而且，美好的性爱还能够使人精神放松，压力得到释放。从这个角度讲，痛风患者可以有性生活，而且应该保证高质量的性生活。但凡事都要有度，有所节制，如果性爱过激，进行性生活的时间过长，动作过于激烈，就会造成身体疲劳，反而有可能引起痛风性关节炎急性发作。

所以我们建议痛风患者，要根据自己的年龄和身体状况掌握好性生活的频率和每次性生活的持续时间，在感觉身体不适，体力不支的时候，不要勉强进行性生活。另外，不要随意服用一些所谓的性保健品，这些产品很可能对身体造成不良影响。在性生活后，不要熬夜，应尽早休息，恢复体力。

如果患者处于痛风急性发作期，那就先不宜进行性生活，因为有可能加重关节红肿、疼痛的症状。不要着急，要等到疼痛完全消失了再恢复性生活。

Q4：痛风患者怎样用小苏打？

在痛风急性发作期的时候，我们有时会推荐患者用小苏打沏水喝。小苏打的主要成分是碳酸氢钠，小苏打的水溶液，也就是苏打水，呈碱性，能够帮助碱化尿液，促进尿酸排出。小苏打很常见，也很便宜，在超市就能买到，患者可以购买后自行配置苏打水饮用。这其中有以下几点需要注意：

第一，超市中还有一种商品叫苏打（碳酸钠），与小苏打只有一字之差，千万别买错了。

第二，配置苏打水，放一小勺（2~3克）小苏打于500毫升凉开水中，混匀后即可饮用。也可以把一小勺小苏打加入一瓶矿泉水中，拧上瓶盖后摇匀。

第三，苏打水口感有些苦涩，如果不能接受，可以加点糖，或者放在冰箱里冷藏后再饮用。

第四，苏打水每天喝500~1000毫升，分几次饮用。

第五，胃酸分泌过少的人不宜饮用苏打水，因为碳酸氢钠具有中和胃酸的作用，会使胃酸进一步减少，引起消化不良。

第六，痛风合并高血压患者不宜饮用苏打水，因为苏打水中含钠较多，会使血压升高，不利于控制高血压病情。

Q5：痛风患者做运动有什么禁忌？

我们推荐痛风患者坚持体育锻炼，能够减轻体重，增强体质，减轻胰岛素抵抗，改善身体代谢状况。虽说好处一大堆，但痛风患者不能随便运动，在运动过程中，要考虑的因素比较多，有一些禁忌尤其要特别注意。

第一，痛风患者不宜进行剧烈运动。剧烈运动，如短跑、举重等，一般属于无氧运动，运动后会大量出汗，可导致血容量、肾血流量减少，尿酸和肌酸等排泄减少，引起血尿酸增高，有可能诱发痛风性关节炎急性发作。

第二，痛风患者不宜长时间运动。我们说，有氧运动必须持续一定时间，脂肪才能被分解，所以每次运动时间应不短于半小时。但运动时间也不宜过长，应控制在一小时以内。长时间运动，会使身体过于疲劳，反而有可能诱使痛风发作。

第三，痛风患者运动后不宜大量吃甜食。有的人在运动后觉得很饿，就想吃些甜食，以为是身体需要。其实运动后过多吃甜食会使体内的维生素B_1大量被消耗，人反而会感到倦怠、食欲不振等，影响体力的恢复。

第四，痛风患者运动后不宜吸烟、饮酒。我们都知道吸烟、饮酒对痛风患者的病情不利，运动后血液循环加快，身体代谢加速，如果在此时吸烟、饮酒，那对身体的不利影响将会加倍，容易造成不良后果。

Q6：痛风患者应该多久查一次血尿酸？

痛风患者在急性发作期时应根据医生要求，随时检查血尿酸下降情况。等到症状消失，血尿酸正常，进入缓解期时，可以每三个月复查一次血尿酸。如果连续三次复查血尿酸都正常，可以延长至每半年复查一次。

Q7：痛风患者能补钙吗？

痛风患者大多数是中老年人，这些人同样面临钙质流失的问题，很多患者已经出现了骨质疏松的症状。而且，钙对心血管具有保护作用，痛风患者患心血管病的比例比一般人群要高，因此更应该摄取足够的钙质。虽然补钙是个很流行的做法，中老年人群中用各种方式补钙的比例也很高，但痛风患者对于补钙，往往有一些顾虑。其中最大的担忧，就是补钙会不会增加尿路结石的风险。

因此，在临床中，总是有痛风患者问我，自己应不应该补钙，能不能补钙。我可以肯定地告诉大家，对于一般痛风患者来说，是可以补钙的，适量补钙也不会增加尿路结石的风险。但痛风患者补钙要讲究方式方法。

第一，痛风患者补钙应以食补为主。我们说药补不如食补，这在已经患有某些基础疾病的人群中尤其适用。相对药物，通过食物补充钙质对于痛风患者来说更安全，效果也更好。说起补钙食品，我给痛风患者推荐三样：牛奶、鸡蛋和豆腐。前两样是低嘌呤食物，痛风患者可以放心食用，第三样是中等嘌呤含量的，在痛风缓解期也可以适当吃。我一般建议痛风患者，每天至少喝一杯牛奶（250毫升），吃一个鸡蛋。

第二，痛风患者宜多晒太阳。大家都知道维生素D能够促进钙质吸收和沉积，所以补钙与补充维生素D同时进行才能事半功倍。每天保证一定的户外活动时间，经常晒太阳，能够促进自身合成维生素D，供身体所需。

第三，药品补钙要注意适量。有些老年人钙质流失严重，体内钙储备量太低，单靠食补不能满足需求，那就需要在医生指导下服用钙片补钙。一般来说，市售钙片分为螯合剂、络合剂与普通钙剂三种，螯合剂人体吸收效果最好，络合剂次之，普通钙剂最差。成年人每天约需要1000毫克钙，通过钙片摄入500～600毫克即可，其余应通过食物补充。过多补钙人体不能吸收利用，在排出时会与尿酸形成竞争关系，妨碍尿酸排出。

Q8：痛风患者有必要补充维生素吗？

现在人们越来越重视自己的健康，所以电视里养生节目收视率越来越高，保健品广告铺天盖地。你一打开电视，就有无数声音在说，你缺维生素，缺矿物质，应该补，应该吃复合维生素片。在临床上，就经常有患者问我，得痛风是不是因为体内缺什么呀？需不需要补充点维生素呀？

对于这个问题，我只能说，虽然维生素是人体内必不可少的物质，很多生命活动都离不开它们的参与，但目前并没有证据表明痛风发病与维生素缺乏之间有什么必然联系。所以，如果是为了防治痛风而补充维生素，那就大可不必了。

还有些患者会问我，自己平时饮食不均衡，需不需要补充维生素。对于这样的患者，我一般还是建议调整饮食习惯，均衡饮食，通过食补的方式摄取维生素。

为什么我不建议痛风患者补充维生素或矿物质？因为药品中各种维生素的量是固定的，而每个人的情况却不同，长期补充，可能会导致某些维生素和矿物质过剩，反而危害身体健康。对于痛风患者来说，维生素C过量就有可能使尿液酸化，减少尿酸排出。而补钙过量也会妨碍尿酸排泄，有增加尿路结石的风险。

总之，还是奉劝广大痛风患者，吃好每一段饭，尽量从食物中获取身体所需的营养。

Q9：痛风患者不能吃豆制品吗？

在临床中，经常有患者小心翼翼地问我能不能吃一点豆腐。对于这个问题，最初我感觉很奇怪，处于缓解期，肉都可以吃，吃点豆腐有什么不行的呀。后来我才了解到，痛风患者不能吃豆制品的观念在老百姓心中根深蒂固。因为亲戚朋友是这样说的，电视节目里的"专家"也是这样说的。

对于这种事情，我们不能人云亦云，要了解其中的道理。有兴趣的朋友可以了解一下各种豆制品的嘌呤含量，基本都在中等嘌呤的类别中，并没有肉类高，所以处于痛风缓解期的患者是可以适量食用的。

不过有一点需要大家特别注意，就是痛风患者可以吃豆腐、豆干、豆皮，却不要大量喝豆浆。因为在豆制品的制作过程中，很多嘌呤都流失了，所以其嘌呤含量并不太高；而豆浆则保留了黄豆中绝大部分的嘌呤，因此嘌呤含量是豆腐的好几倍，不适合痛风患者饮用。

还有一点，痛风缓解期的患者可以吃豆腐，但黄豆还是不能吃的，因为黄豆属于高嘌呤食物。

Q10：痛风能根治吗？

很多患者来看病，都会问到这样一个问题：痛风能去根吗？我知道患者被痛风发作折磨得够呛，特别希望能够根治疾病，永不再犯的心情，但对于这个问题，我只能很遗憾地说，痛风是个终身疾病，目前无法根治。

看到这儿，可能很多读者失望了。的确，痛风不能像肺炎一样，打几天青霉素，病就彻底好了，再也不会复发了。痛风是一种非常顽固的疾病，只要患者放松警惕，饮食等稍不注意，血尿酸就会升高，甚至痛风性关节炎就会发作。

但您也没必要绝望，通过合理的饮食，适当的运动，以及必要的药物治疗，是能够将血尿酸控制在正常范围内，不引起痛风发作，也不导致肾损害等并发症的。而且，有相当一部分患者，病情控制良好，很少发作，甚至几年，几十年都没有发作。保持这样的状态，虽然不能去根，对身体的影响却已经非常小了。

Q11：我为什么会胖呢？

很多痛风患者都存在超重甚至肥胖的问题。临床上经常有患者特别委屈地说自己吃得并不多，实在不明白自己为什么"喝凉水都长肉"。

我们说人的体重取决于吃动平衡，吃得多、动得少就会发胖，反之就会消瘦。但世界上确实有这样不公平的现象，吃同样的东西，做同样的工作，保持同样的运动量，有些人身材不断变圆，有些人却一直保持苗条。

这是为什么呢？因为人的基因是不同的。在容易发胖的人体内，存在一种"节约基因"，这种基因会使人非常珍惜摄取的能量，把一时消耗不掉的能量都转化成脂肪储存在身体里。过去，人们生活水平低，经常经历饥荒、战乱，这种基因是非常好的，有利于人们生存下来。可现在生活水平好了，饮食过剩，体内的基因没有"与时俱进"，就显得"不合时宜"了，会使人很容易发胖。

如果一位痛风患者是很容易发胖的体质，那控制体重对他来说，可能就是一件比较困难的事情，很多患者也因此而丧失了信心。其实，大可不必如此，因为少吃，多运动，摄入的能量小于消耗的能量，体重必然会减轻。容易发胖的人，更要坚持运动，及时消耗掉多余的能量，不让"节约基因"发挥作用。长期运动，体重一定不会再增长，还会慢慢减轻。只不过要有耐心，这个过程可能比其他人要长一些。当然，付出的努力也要多一些。

Q12：痛风患者能不能喝茶？

茶叶并不含有嘌呤，而且是碱性食物，有利于碱化尿液，促进尿酸排出，因此，痛风患者是可以喝茶的，但要注意以下几点：

第一，要喝淡茶水，不能喝浓茶。

第二，不要喝隔夜茶。

第三，不宜空腹喝茶。

第四，不要过量喝茶。

第五，饭前、饭后不要喝茶。

第六，不能用茶水服药。

第七，痛风急性发作期不宜喝茶。

Q13：痛风发作有先兆吗？

急性痛风性关节炎发作起来十分痛苦，往往缓解后还令很多患者心有余悸，临床上经常有患者问我，痛风发作有没有先兆，能不能预防。

对于这个问题，我和一些老患者交流过，发现在痛风发作前，还真有一些先兆，我把它们总结如下：

第一，感觉关节似乎要肿起来，或者有些隐隐作痛，或者关节有针扎样的刺痛感。

第二，虽然没有感觉到疼痛，但觉得关节处有些"别扭"，不得劲。

第三，全身不适，有疲乏感，或者感到身体微微有些发热。

如果捕捉到了这些现象，那很有可能是身体在向我们预警，一场"暴风雨"就要来了。这时，我们不能坐以待毙，要采取积极措施，把痛风的苗头扼杀在摇篮中。

痛风患者可以服用一些非甾体抗炎药，来缓解关节炎症，预防痛风发作，即使发作起来，事先服用了非甾体抗炎药，红、肿、热、痛的症状也会比较轻，人没有那么难熬。

比非甾体抗炎药效果更好的是秋水仙碱，基本可以完全遏制痛风发作。但秋水仙碱产生的不良反应较大，很多患者对服用它有一定顾虑。这就需要准确捕捉痛风发作前兆，如果每次出现这样的症状，之后都伴随着痛风发作，那吃一粒秋水仙碱来缓解，绝对是利大于弊。但如果您还没掌握好自己身体的规律，不能确定您发现的"先兆"与痛风发作的关系，那就先不要贸然服用秋水仙碱了。

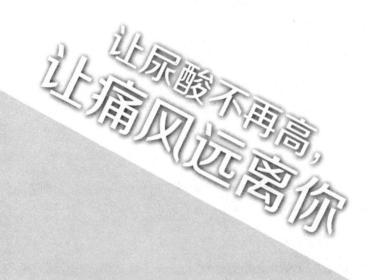

Q14：痛风患者喝纯净水好吗？

现如今，人们越来越注重饮食安全，对饮用水的重视程度也空前提高。各种广告在向人们灌输自来水水质不够好，要用各种滤水器、滤水壶来净化水质，甚至需要饮用纯净水才最为安全。

我有很多患者，都不喝自来水烧开的白开水，而是饮用桶装纯净水，或者花重金购买纯水机，自制纯净水，以为这样对自己的健康有好处。每当得知这样的情况，我都会劝阻我的患者不要长期饮用纯净水，对痛风病情的控制并没有好处，相反，我们国家提供的自来水出厂时是经过严格检测的，完全能够达到饮用的标准。

所谓纯净水，就是将天然水（包括自来水）经过一系列工艺提纯、净化而成的水。纯净水正如其名，干净，没有细菌、病毒等病原体，也没有有毒物质，从这一点看，是非常安全的。但同时，它也过于干净了，连对人体有益的矿物质也一并滤除了，而饮水，恰恰是普通人补充矿物质的一个重要途径，长期饮用纯净水，可能会导致人体矿物质缺乏。

除此之外，对痛风患者来说，纯净水还有一个很大的弊端，那就是pH值偏低。市售纯净水因为制备方式的问题，pH值一般在6.0左右，偏酸性，会使尿液酸化，不利于尿酸的溶解和排出。反而，我们的自来水pH值为6.5～8.5，一般是中性或偏碱性的，对痛风患者的病情没有不良影响。

Q15：痛风适合中医治疗吗？

痛风属于痹症，中医认为，痛风是由于脾肾功能失调，脾失健运，致使湿浊内生；肾不能分清泌浊，导致湿浊排泄障碍，此时若又酗酒、暴饮暴食、劳倦过度等，则促使湿浊流注于关节、肌肉，造成气血运行不畅而形成痹痛，也就是痛风性关节炎；如湿浊之邪进一步伤肾则可导致痛风性肾病。

中医治疗肾病讲究辨证施治，无论是中药内服、外敷，还是针灸等疗法，对于缓解关节疼痛，降低血尿酸水平都有比较好的作用。对于痛风患者来说，不妨接受中西医合作治疗。

▌附录：食物嘌呤含量一览表▌

常见低嘌呤食物：嘌呤含量<25毫克/100克可食部

食物名称	嘌呤含量（毫克/100克可食部）	食物名称	嘌呤含量（毫克/100克可食部）	食物名称	嘌呤含量（毫克/100克可食部）
鸡蛋	1	姜	5	猪血	12
苹果	1	葡萄干	5	圆白菜	12
梨	1	马铃薯	6	芥菜	12
西瓜	1	小米	6	白菜	13
香蕉	1	西葫芦	7	黄瓜	15
桃	1	萝卜	8	奶粉	16
牛奶	1	胡萝卜	9	面粉	17
橙子	2	红枣	8	空心菜	18
橘子	2	蒜	9	糯米	18
红薯	2	青椒	9	大米	18
南瓜	3	木耳	9	芥蓝	19
冬瓜	3	海蜇	9	菜花	20
蜂蜜	3	玉米	9	糙米	22
洋葱	4	芹菜	10	燕麦片	24
番茄	4	苦瓜	11	瓜子	25
葱	5	丝瓜	11	韭菜	25

常见中嘌呤食物：嘌呤含量25～150毫克/100克可食部

食物名称	嘌呤含量（毫克/100克可食部）	食物名称	嘌呤含量（毫克/100克可食部）	食物名称	嘌呤含量（毫克/100克可食部）
鸡肉	140	鲍鱼	112	鱼丸	63
草鱼	140	兔肉	107	花豆	57
鸡胗	138	银耳	99	黑芝麻	57
鸭肉	138	海带	97	红豆	53
虾	137	鳝鱼	93	海藻	45
黑豆	137	鱿鱼	88	栗子	25
鲤鱼	137	牛肉	84	茼蒿	33
鲫鱼	137	螃蟹	82	花生	32
猪腰	132	腰果	80	枸杞子	32
猪肚	132	牛肚	79	杏仁	32
猪肉	123	豌豆	76	蘑菇	28
羊肉	113	绿豆	75	扁豆	28

常见高嘌呤食物：嘌呤含量>150毫克/100克可食部

食物名称	嘌呤含量（毫克/100克可食部）	食物名称	嘌呤含量（毫克/100克可食部）	食物名称	嘌呤含量（毫克/100克可食部）
小鱼干	1639	蛤蜊	316	牡蛎	239
豆苗	500	鸭肝	301	鲳鱼	238
豆芽菜	500	沙丁鱼	295	猪肝	233
鸡精	500	鸡肝	293	香菇	214
芦笋	500	带鱼	292	鲢鱼	202
干贝	390	浓肉汤	280	猪脑	175
凤尾鱼	363	紫菜	274	黄豆	166
秋刀鱼	355	猪小肠	262	海鳗	159